Liesner
Mein Beckenbodenbuch

Die Autorin

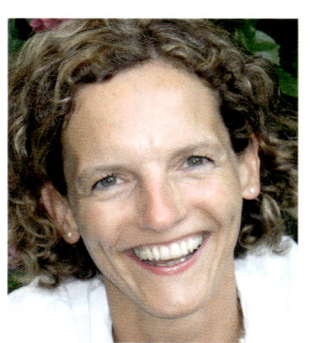

Franziska Liesner ist Physiotherapeutin, Heilpraktikerin und Pilates-Trainerin. Sie lebt mit ihrer Familie
in Hamburg und widmet sich seit vielen Jahren in
einer physiotherapeutischen Praxis ausschließlich
Patienten, die Probleme im Bereich des Beckenbodens haben. Ob Inkontinenz, Schmerzen oder sexuelle Probleme – ihr ist es ein besonderes Anliegen,
Frauen ein Gespür für diese so wichtige Muskulatur
zu vermitteln. „Eigentlich ist es ganz einfach – wer
die Muskulatur erst einmal entdeckt hat und gezielt
übt, hat mehr Freude und Sicherheit im Alltag:
bedenkenlos herzhaft lachen und Sport treiben,
ein Stadtbummel ohne permanente Toilettensuche,
mehr Lust beim Sex – dies alles können Sie selbst
erreichen." Franziska Liesner leitet die Hamburger
Arbeitsgemeinschaft der gynäkologisch-urologisch-
proktologisch tätigen Physiotherapeuten. In ihrer
Freizeit läuft sie gern oder sitzt am Klavier.

Franziska Liesner

Mein Beckenbodenbuch

Mehr Kraft, erfüllte Sexualität, beweglicher Rücken

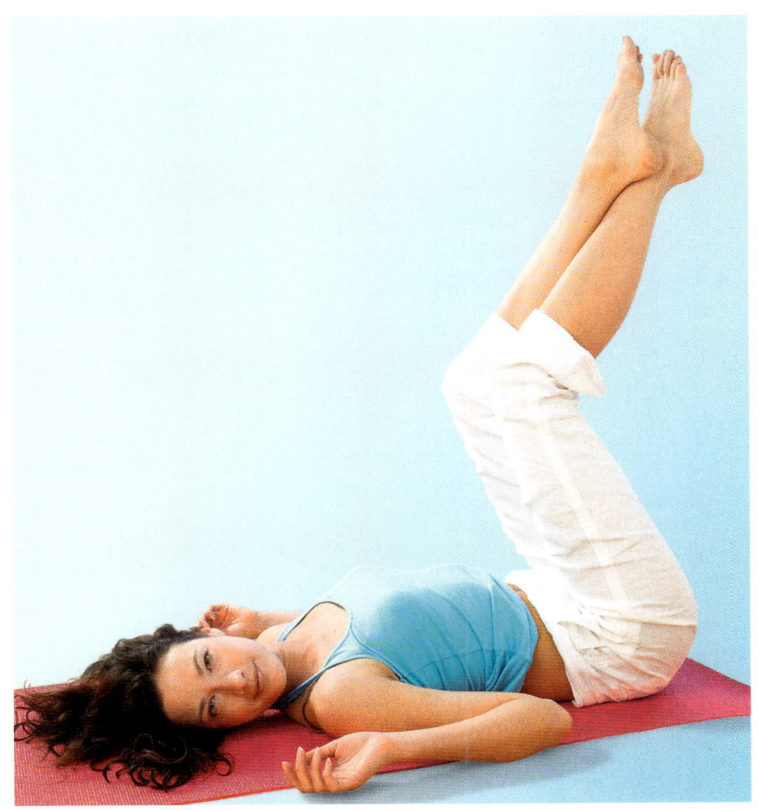

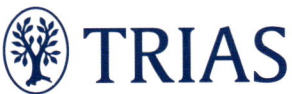

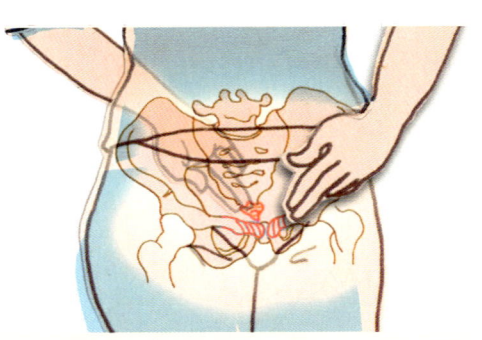

Wunderwerk Beckenboden

Lernen Sie das Kraftzentrum für Körper und Seele kennen – Ihren Beckenboden! Verstehen Sie die anatomischen Zusammenhänge, testen Sie spielend, wie fit Ihre Muskulatur ist, und stellen Sie so Ihr individuelles Programm zusammen. Mit der Zeit werden Sie Ihr eigener Trainer!

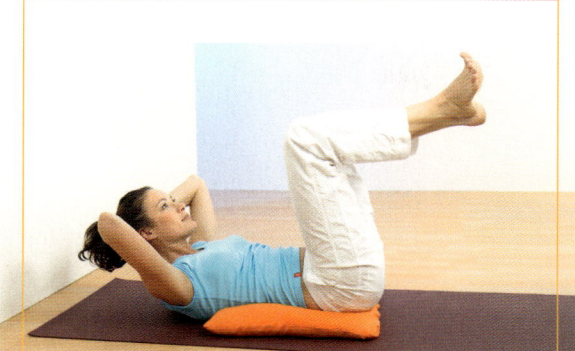

12 Wochen für eine stabile Basis

Mit einem regelmäßigen Training gewinnen Sie nicht nur eine starke Mitte, sondern auch eine knackige Silhouette. Bemerken Sie, wie mit der Zeit Rückenschmerzen verschwinden, Ihre Bewegungen geschmeidiger und die Blasenschwäche besser werden.

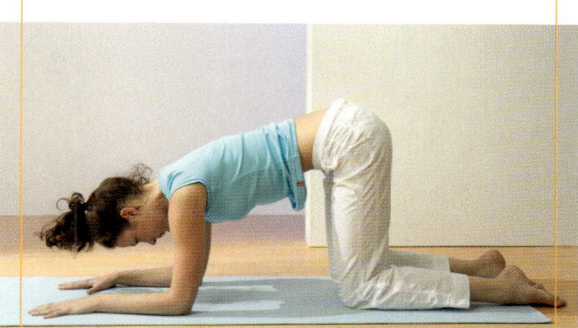

Beachtet und geschützt

Das Schonen des Beckenbodens im Alltag ist genauso wichtig wie das Kräftigen. Lesen Sie, wie Sie behutsam mit Ihrem Beckenboden umgehen, unnötigen Druck vermeiden und für Entspannung sorgen können.

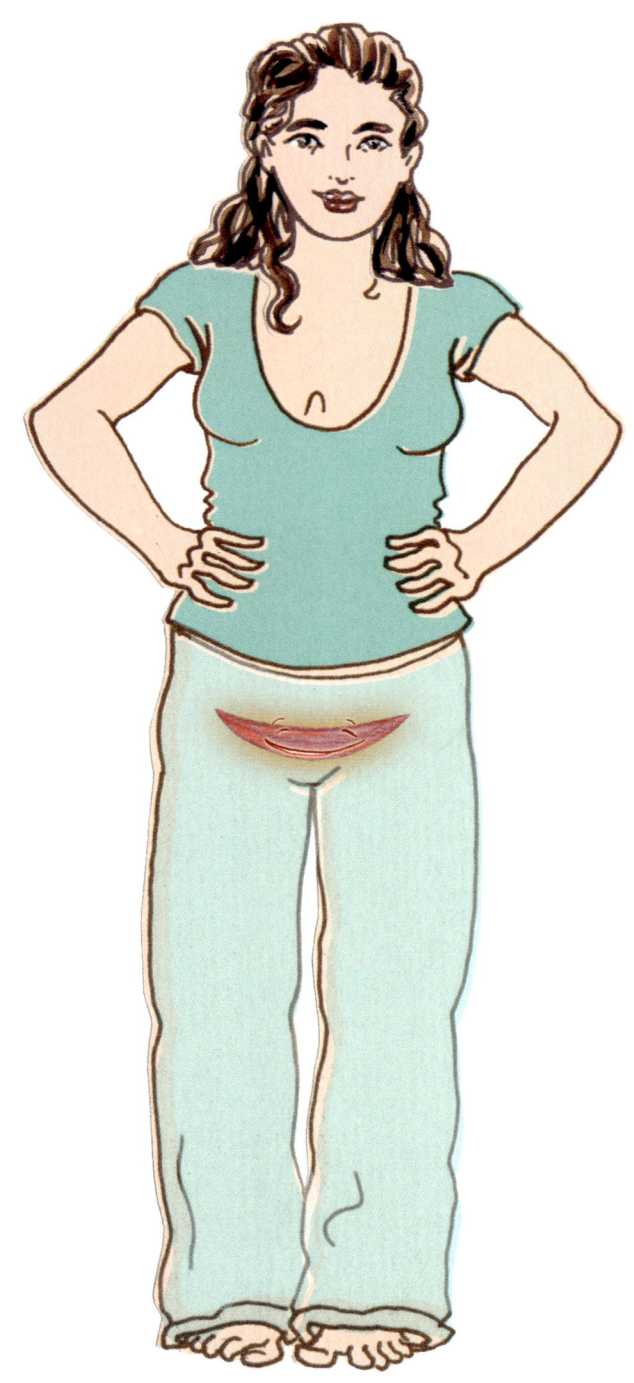

Liebe Leserinnen,

wie schön, dass Sie dieses Buch in Ihren Händen halten und sich dem Thema Beckenboden widmen können. Und wie schön, dass Sie das Wunderwerk Beckenboden kennenlernen möchten. Sie können sicher sein, dass Ihnen durch das Training und das Leben mit einem aktiven Beckenboden neue Kräfte zur Verfügung stehen werden. Ich wünsche Ihnen ganz viel Spaß beim Lesen, Erfühlen, Ausprobieren und Entdecken des Wunderwerks namens Beckenboden.

Vorwort zur 2. Auflage

Zwei Jahre sind seit dem ersten Erscheinen meines Buches vergangen. Es entstand auf den vielfachen Wunsch meiner Patientinnen, die für sich ein einfaches Nachschlagewerk haben wollten, damit sie die Übungen und Tipps nicht so schnell vergessen. Außerdem haben mich auch die an mich überweisenden Ärzte dazu angeregt, denen ein praxiserprobter Patientenratgeber fehlte. Praxiserprobt ist dieses Buch wirklich, da ich mich in meinem Berufsleben nur mit Frauen (und Männern) befasse, die wegen des großen Themas „Beckenboden" zu mir in die Praxis kommen. Von ihnen lerne ich jeden Tag und ich bin froh, dass sich mir so viele Patienten bei diesem sehr persönlichen Thema anvertrauen. Ein guter Beckenboden ist die Voraussetzung für unser Wohlbefinden – Probleme mit dem Beckenboden machen einen Menschen verletzlich. Zudem fühlt man sich uralt, wenn der Beckenboden nicht in Form ist, verbindet man doch mit diesem Thema häufig zunächst nur die gefürchtete Inkontinenz im Alter. Wer erzählt einem schon, dass auch jüngere Menschen Probleme mit dieser Muskulatur haben? Erst in den letzten Jahren wendet sich auch die Medizin dem Thema intensiver zu und entdeckt neue Zusammenhänge. So beginnen zum Beispiel immer mehr Ärzte bei Patienten mit dem vielfältigen Erkrankungsbild „Reizdarm" auch nach dem Beckenboden zu fragen, da bei vielen Patienten auch ein Problem in diesem Bereich vorhanden ist. Oder das Thema „chronischer Beckenbodenschmerz": Vor gar nicht allzu langer Zeit noch ein Tabuthema, trauen sich mehr Patientinnen, darüber zu reden, und mehr Ärzte holen sich bei der Behandlung auch Hilfe bei ausgebildeten Beckenbodenphysiotherapeuten. In den Leitlinien zur Behandlung der Belastungsinkontinenz der Frau ist inzwischen das Beckenbodentraining als erste Empfehlung vor einer operativen Therapie fest verankert.

Dieses Buch soll kein dogmatisches Training vermitteln, sondern Ihnen die Möglichkeit geben, mit Ihrem Beckenboden Kontakt aufzunehmen und ihn aufzuwecken, damit Ihnen in Ihrem Alltag ein lebendiger, kraftvoller Beckenboden zur Verfügung steht. Jede Frau ist in der Lage, die Funktion Ihres Beckenbodens zu verbessern! Und falls Sie keine Probleme haben, sondern sich nur aus Interesse mit diesem Thema befassen, kann ich Sie nur beglückwünschen! Da der Beckenboden eine Struktur ist, die unter dem Alter besonders leidet, können Sie hier schon prophylaktisch eingreifen. Mein großes Bedürfnis ist es, den Beckenboden aus der Tabuzone („das da unten") herauszuholen. Viele Probleme müssten gar nicht entstehen, wenn Frauen sich eher, mehr und offener mit diesem, eigentlich so ganz normalen Thema beschäftigen. Auch gerade in Zeiten knapper Kassen könnte viel Geld gespart werden, wenn sich Frauen ganz selbstverständlich schon frühzeitig (bereits als Mädchen) mit ihrem Beckenboden beschäftigen würden – besonders im Sinne einer Prophylaxe von Gebärmuttersenkungen, Rückenschmerzen und anderen Krankheitsbildern.

Ihre Franziska Liesner

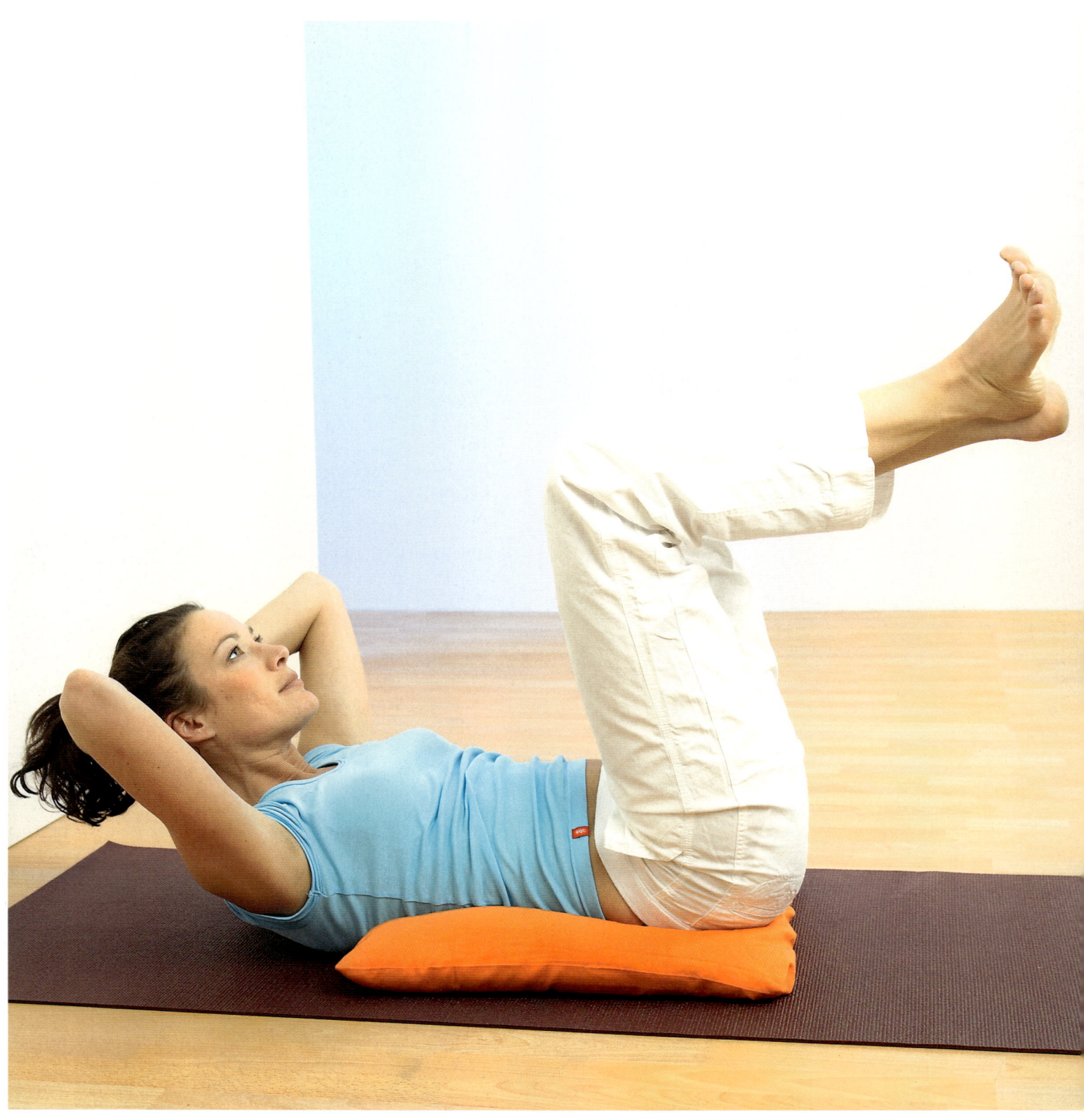

Glücksgeheimnis Beckenboden

Erkunden Sie zunächst Ihren Beckenboden, lernen Sie, ihn richtig wahrzunehmen, und machen Sie sich mit seinen Funktionen vertraut. Viel Vergnügen auf der kleinen Entdeckungstour, bei der Sie sich kennenlernen dürfen!

Ein gesunder Beckenboden – ein Stück Lebensqualität

Für viele von uns ist der Beckenboden ein „weißer Fleck auf der Landkarte". Das mag noch gehen, wenn alles im Lot ist, aber wenn – aus welchen Gründen auch immer – der Beckenboden streikt, haben wir ein ziemliches Problem.

Eine stabile Basis

Solange alles in Ordnung ist, machen sich wohl die wenigsten Gedanken über ihren Beckenboden. Aber spätestens wenn Probleme auftreten, merken die meisten Frauen, dass es mit „Kneifen Sie da unten mal zu" und „Fahren Sie mit dem Fahrstuhl hoch und runter" und ähnlichen beherzten Ratschlägen eben nicht getan ist. Wir kräftigen die Oberarmrückseiten und straffen unsere Halsmuskulatur, um einem Doppelkinn entgegenzuwirken, aber die wirklich kraftgebende Muskulatur lassen wir links liegen. Dabei ermöglicht uns die Entdeckung dieser wenig bekannten Körperzone viel:

- Die Organe bekommen ihren Halt zurück und im besten Fall bekommen Sie auch das Gefühl, getragen zu werden.

- Die Haltung verbessert sich, wenn die Basis stimmt.
- Rückenschmerzen verschwinden, wenn die Partner Rücken-, Bauch- und Beckenbodenmuskeln wieder zusammenarbeiten.
- Der Beckenboden ist ein Energietank und ein Kraftzentrum für Körper und Seele.
- Die Sexualität verbessert sich: Die Durchblutung wird gesteigert und die Empfindsamkeit steigt dadurch, dass die Nervenbahnen geschult werden – kräftige Muskeln empfinden mehr und lassen mehr empfinden.
- Eine Blasenschwäche oder Reizblase verbessert sich.
- Bauchschmerzen und Verstopfung lassen nach und Winde (und Stuhl) können wieder gehalten werden.
- Und nebenbei bekommen Sie durch das Erwecken Ihrer Tiefenmuskulatur und mit dem damit verbundenen Bodystyling-Programm (Seite 70) der anderen wichtigen Muskeln noch eine knackige Silhouette.

Muskeln können das ganze Leben lang wieder knackig werden – egal wann Sie mit dem Training beginnen! Ganz nach dem englischen Sprichwort: Use it or loose it! Gebrauch es oder verlier es! Dieses Buch ist für Frauen in jeder Lebensphase gedacht, die

- prophylaktisch etwas für ihren Beckenboden tun wollen.
- schwanger sind und ihren Beckenboden vor der Geburt schon einmal kennenlernen wollen.
- geboren haben und nun nach der Entbindung oder einem Kaiserschnitt wieder richtig fit werden möchten – unter besonderer Berücksichtigung des Beckenbodens.

- geboren haben und seitdem mit ihrem Beckenboden nicht wieder richtig ins Lot gekommen sind, was sich in vielerlei Hinsicht auswirken kann (Probleme mit dem Halten von Urin/Wind/Stuhl, tiefe Kreuzschmerzen, Druck im Unterbauch, das Gefühl durchzuhängen, das Gefühl einer fehlenden inneren Mitte, ein vermindertes Empfinden in der Sexualität). Diese Erscheinungen können direkt nach einer Geburt, Monate später, aber eben auch erst nach sehr vielen Jahren auftreten.

- nicht geboren haben, aber trotzdem Probleme mit ihrem Beckenboden haben: beispielsweise einen Beckenbodenspasmus oder einen schwachen Beckenboden, verursacht durch einen chronischen Husten, einen unerfüllten Kinderwunsch („trauriger Beckenboden") oder eine Bindegewebsschwäche.
- Probleme in der Sexualität haben (z. B. zu enge/zu weiche Scheide, Schmerzen beim Geschlechtsverkehr, Gefühllosigkeit, Lustlosigkeit).

Das besondere Beckenboden-Programm

Das Besondere an diesem Buch ist, dass Sie selbst durch einen praktischen Test samt Testbogen (Seite 27) Ihre Muskulatur beurteilen werden. Dadurch können Sie Ihr Training individuell auf Ihren Befund abstimmen: Wenn Sie beim Testen Ihres Beckenbodens eine Schwäche feststellen, können Sie sich aus den Übungen ein individuelles zwölfwöchiges Trainingsprogramm zusammenstellen (Seite 37) und nach den zwölf Wochen (ganz Fleißige und Neugierige auch schon mal nach acht Wochen) noch einmal testen, wie kräftig Ihr Beckenboden schon ist. In drei Schritten zu einem neuen Lebensgefühl:

Schritt 1: Den Beckenboden entdecken
- Zum Kennenlernen: Organe, Knochen, Muskeln (Seite 13)
- Die Funktionen des Beckenbodens (Seite 20)
- Probleme mit der Kontinenz (Seite 21)?
- Zwei Selbsttests: Wie fit ist Ihr Beckenboden (Seite 27)?

Schritt 2: Übungsprogramm für 12 Wochen
- Übungen zur Wahrnehmung des Beckenbodens (Seite 40)
- Übungen zur Kräftigung der langsamen Muskelfasern (Seite 50)
- Übungen zur Kräftigung der schnellen Muskelfasern (Seite 66)
- Übungen für die Tiefenmuskulatur – Bodystyling und Dehnung (Seite 70 und 84)

Schritt 3: Beckenboden-bewusst leben
- Möglichkeiten zur Entlastung und Entspannung (Seite 97)
- Richtige Ernährung, WC-Verhalten etc. (Seite 101)
- Beckenboden und Sport (Seite 107)
- Beckenboden und Sex (Seite 111)
- Wellness für den Beckenboden (Seite 114)
- Der Beckenboden im Laufe des Lebens (Seite 116)
- Die wichtigsten Fragen aus meiner Praxis (Seite 122)

Jeden Tag drei Übungen plus Tiefenmuskulatur

Die Beckenbodenübungen in diesem Buch sind entsprechend den verschiedenen Muskelfasern, die wir durch das Training ansprechen wollen, in drei unterschiedlichen Farben eingeteilt. Das Prinzip meines Trainings ist ganz einfach:
- Wer keinen Test machen möchte, kann direkt mit den Übungen loslegen. Suchen Sie sich zu Beginn eine blaue, orange und grüne Übung aus. Üben Sie diese drei Übungen, bis sie Ihnen vertraut sind, und wechseln Sie dann zu drei neuen Übungen. So besteht das tägliche Trainingsprogramm also aus mindestens drei Beckenbodenübungen (10 bis 30 Minuten): Hinzu kommen täglich die Tagespflichtübung Kontrollhand (Seite 73) für die Tiefenmuskulatur.

Zusätzlich sollten Sie (mindestens) an drei Tagen in der Woche 15 Minuten die umgebenden Muskeln mit Einbeziehung der Tiefenmuskulatur trainieren (Bodystyling-Programm Seite 70).

- Wer einen Test gemacht hat, kann sich dann individuell auf seinen Beckenboden zugeschnitten, die richtigen Übungen heraussuchen. Doch fest steht: Schon nach dem Lesen dieses Buches und dem Beschäftigen mit dieser sonst so wenig zugänglichen Körperzone wird Ihr Beckenboden (wieder) in Ihrem Alltag dazugehören!

Wenn Ihnen für das 12-Wochen-Programm noch der richtige Zeitpunkt fehlt oder Sie Ihren Beckenboden nur zwischendurch mal auffrischen wollen, suchen Sie sich einfach die Übungen heraus, die Ihnen gefallen – am besten eine Übung aus jeder Farbe. Selbstverständlich kann und soll dieses Buch keine Beckenbodenarbeit bei einer Physiotherapeutin oder evtl. auch Hebamme ersetzen. Im Gegenteil: Nehmen Sie qualifizierte Hilfe an, wenn Sie erkennen, dass Sie allein nicht weiterkommen (Adressen finden Sie auf Seite 130). Viele Patientinnen, die zu mir in die Praxis kommen, haben eine jahrelange Wanderschaft von Arzt zu Arzt oder von einer Therapeutin zur nächsten hinter sich.

12 Wochen, die wirksam helfen

Sie benötigen verhältnismäßig wenig, um nach zwölf Wochen einen Erfolg zu spüren:
- einen Teppich/Matte, auf dem/der Sie üben können
- einen Hocker oder harten Stuhl
- ein Handtuch
- wenn möglich einen Pezziball oder ein Ballkissen. Der Pezziball kostet heutzutage immer weniger und ist des Öfteren sogar beim Discounter schon für fünf Euro zu haben (der Balkon oder die Dusche/Badewanne eignen sich zum Unterbringen)
- eine sehr bequeme, weiche Hose
- evtl. einen Luftballon

Doch am allerwichtigsten: Sie benötigen jeden Tag 10 bis 30 Minuten Zeit! Und: Der Erfolg steht auf zwei Beinen: dem konsequent ausgeführten Trainingsprogramm und der Umstellung auf ein beckenbodenfreundliches Verhalten im Alltag (Seite 96).

Den Beckenboden entdecken

Damit Sie die Übungen richtig ausführen können, sollten Sie wissen, wo sich in Ihrem Körper der Beckenboden überhaupt befindet und wie er aufgebaut ist. Zusätzlich sollten Sie die Muskelschichten zunächst einmal wahrnehmen.

Hier möchte ich Ihnen kurz und knapp, praktisch für den „Hausgebrauch", die Lage der Organe, Knochen und Muskeln erklären. Nehmen Sie sich die Zeit und machen Sie sich mit diesen Teilen Ihres Körpers vertraut. Denn, um die Übungen korrekt durchführen zu können ist es wichtig, seinen Körper zu kennen. Wenn das Thema Sie interessiert und Sie mehr Informationen benötigen, sollten Sie sich ein gutes Anatomiebuch zulegen oder ausleihen (empfehlenswerte Bücher finden Sie in der Literaturliste im Anhang auf Seite 129).

Organe

Im Becken sind für einen Laien nur die Blase und der Dickdarm fühlbar. Die Harnblase können Sie zunächst fühlen, indem Sie die obere Kante Ihres Schambeines ertasten und bei entspannter Muskulatur direkt dort in die Tiefe der Bauchwand hineinbohren. Dieses Bohren löst im Zweifelsfall gleich einen Harndrang aus. Auf dem Dach der Blase liegt übrigens die Gebärmutter, die sich mit zunehmender Füllung der Blase nach oben verschiebt.

Die Blase und die Harnröhre sind im Bauchraum über verschiedene Bänder fixiert. Den aufsteigenden Teil des Dickdarms rechts und den absteigenden Teil des Dickdarms links spüren Sie, wenn Sie die Hände auf die Taille setzen und mit den Fingerspitzen in der Tiefe suchen. Dort spüren Sie eine Art Fahrradschlauch, der von oben nach unten läuft.

Wunderbar wirkt auch eine Darmmassage (im Fachbegriff „Colonmassage"). Legen Sie die Fingerspitzen beider Hände auf den Anfang Ihres aufsteigenden Dickdarms, also den rechten unteren Anteil des Schlauches. Beim Ausatmen geben Sie Druck mit den Fingern nach unten in die Tiefe und schieben dabei den Darm ein kleines bisschen nach oben (kopfwärts), beim Einatmen lassen Sie los. Beim nächsten Ausatmen wandern Sie einige Zentimeter höher und rücken dann wieder in die Tiefe. Das machen Sie so weiter, bis Sie fast bei den Rippen angekommen sind. Dann geht's quer unter den Rippenbögen weiter und auf der linken Seite von oben wieder herunter.

Bei Verstopfung oder Blähungen legen Sie Ihre Hände rechts und links auf den Schlauch. Atmen Sie 10× dahin ein und aus.

Knochen

Das Becken verbindet den Rumpf mit den Beinen und sieht aus wie eine Schale (Abb. Seite 14). Es besteht aus den beiden Hüftbeinknochen, die hinten aus den großen Darmbeinschaufeln, nach unten hin aus den Sitzknochen und nach vorne aus den Schambeinknochen gebildet werden. Diese verbinden sich mit Knorpel überzogen zur Schambeinfuge. Diese knöcherne Konstruktion heißt Beckenring und trägt unsere inneren Organe sowie die ganze Last des

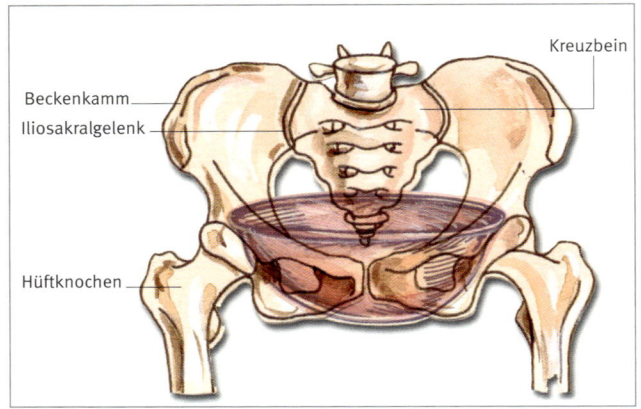

Kreuzbein

Beckenkamm

Iliosakralgelenk

Hüftknochen

▲ Knöchernes Becken von vorne betrachtet.

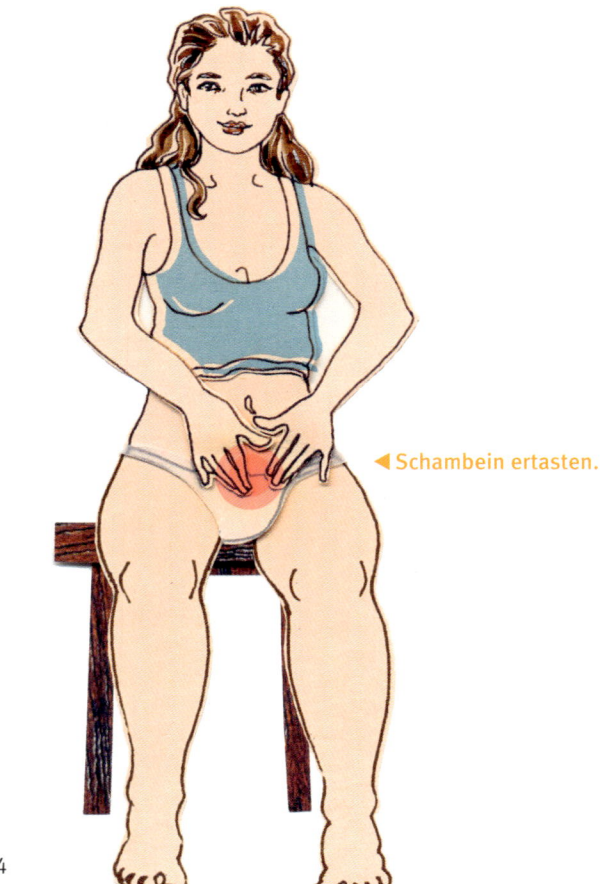

◀ Schambein ertasten.

Körpers, die von oben kommt. Nach unten hin ist unsere knöcherne Beckenschale offen. Eigentlich verständlich, dass sie kräftige Muskeln braucht, die ihr die Tragearbeit ermöglichen!

Lernen Sie die Knochenschale kennen

Fühlen Sie nun die Knochen nach. Sie können dies im Sitzen oder im Stehen machen, möglichst nur mit einer Unterhose bekleidet.

Begrenzung zur Seite und nach hinten Wenn Sie mit beiden Händen seitlich an Ihren beiden Taillenseiten herunterstreichen, bleiben Sie auf Ihren Beckenkämmen hängen. Rechts und links befindet sich jeweils eine große Beckenschaufel, auf der Sie hinten die große Gesäßmuskulatur unter mehr oder weniger Unterhautfettgewebe spüren. Legen Sie eine Hand seitlich auf den Po und lassen Sie sie dort liegen. Währenddessen tasten Sie mit dem Mittelfinger der anderen Hand Ihre Wirbelsäule hinunter. Die Knubbel, die Sie spüren, sind die Dornfortsätze.

Tasten Sie weiter nach unten, so gelangen Sie zu Ihrem Kreuzbein. Es bildet den breiten Abschluss der Wirbelsäule, der wunderbar von den beiden Beckenschaufeln eingefasst wird – wie ein Elefantenkopf von seinen breiten Elefantenohren. Kreuzbein und Beckenschaufeln sind nur durch Bänder und Muskeln miteinander verbunden. In diesem Bereich kommt es häufig zu Schmerzen, Müdigkeitsgefühl und Gelenkblockierungen. Auslösende Faktoren können Muskelschwächen, -verkürzungen oder -dysbalancen sowie hormonelle Auflockerungen (z. B. durch Schwangerschaft oder Menstruation) sein. Im Spiegel können Sie die Gelenke von hinten manchmal als Grübchen erkennen.

Wenn Sie mit Ihrem Finger am Kreuzbein weiter nach unten in die Pofalte tasten, treffen Sie auf das Steißbein. Trauen Sie sich ruhig, es liegt ein bisschen tiefer. Wenn man einmal im Leben auf das Steißbein gefallen ist, weiß man sowieso, wo es sitzt, da sich dieser Schmerz einprägt und oft noch Jahre danach zu spüren ist.

Begrenzung nach vorne Legen Sie jetzt beide Hände vorn auf die Beckenkämme. Diese bilden die vordere obere Begrenzung des Beckens. Die Fingerspitzen beider Hände zeigen zum Bauchnabel. Dann schieben Sie langsam beide Hände zusammen, sodass sie sich in der Mitte des Unterbauches treffen, rutschen ein wenig hinunter und suchen das Schambein, also die untere knöcherne Begrenzung des Beckens vorn. Dieser Knochen ist meist knapp unter dem Beginn der Schambehaarung zu finden und fühlt sich dreieckig an. An der Vorderkante des Schambeins entspringen die geraden Bauchmuskeln, an der Unterkante innen die Beckenbodenmuskeln.

Begrenzung nach unten Jetzt fehlen nur noch die unteren Beckenknochen, also die beiden Sitzbeinhöcker: Um diese zu erfühlen, stehen Sie auf, gehen ganz leicht in die Hocke und fassen mit beiden Händen sehr kräftig unter die Pobacken. Greifen Sie ruhig zu, dann spüren Sie auf jeder Seite einen Knochen, der sich wie eine kleine Schlittenkufe anfühlt. Setzen Sie sich nun so auf einen Stuhl, dass Sie nur mit einer Gesäßhälfte draufsitzen, die andere soll über der Stuhlkante hängen. Ihre Hand kann nun am Sitzbeinhöcker entlangtasten, ein wenig nach hinten, nach vorne und auch nach innen hin. Und damit sind Sie schon direkt dabei, die Muskulatur Ihres Beckenbodens zu entdecken.

Muskeln

Gleich werden Sie sich den „weißen Fleck auf der Landkarte" schon ein bisschen besser vorstellen können, wenn Sie erfahren, dass es Quer- und Längsverstrebungen zwischen unseren Beckenknochen gibt, dass die Schließmuskeln dort eingebettet sind und dass wir tief in uns drin organtragende Beckenbodenmuskeln haben.

Lernen Sie die Muskeln von außen kennen

Die Strukturen des Beckenbodens lassen sich durch Tasten und Fühlen des Körpers von außen erfahren.

Die Querverstrebungen des Beckenbodens
Wenn Sie an der Innenseite der Sitzbeinhöcker entlangtasten – bitte trauen Sie sich! –, fühlen Sie feste, nicht knöcherne Strukturen. Diese bilden die mittlere Schicht Ihres Beckenbodens – jene, die quer läuft, und die, die beiden Sitzknochen miteinander verbindet. Neuere Untersuchungen lassen übrigens erkennen, dass diese Schicht aus mehr Bindegewebe besteht als ursprünglich gedacht. Setzen Sie sich mit dem ganzen Gesäß auf den Stuhl. Legen Sie nun beide Hände unter Ihren Po an die Sitzknochen. Am besten – sofern es die Länge Ihrer Arme zulässt – eher an die Innenseiten. Dann ziehen Sie die Knochen mit beiden Händen ganz sanft auseinander. Nun stellen Sie sich die quer lau-

fenden Muskeln dazwischen vor und versuchen Sie, damit die Sitzknochen von innen sanft zusammenzuziehen. Was ist das für ein Gefühl? Probieren Sie es gleich noch mal, am besten so lange, bis es auch ohne den vorherigen Zug von den Händen klappt.

Tipp

Bei empfindlichen Händen bleiben Sie weiter mit einer Pohälfte überhängend sitzen und tasten nur die Muskulatur der freien Seite.

▼ Ansicht von unten: Mittlere Muskelschicht.

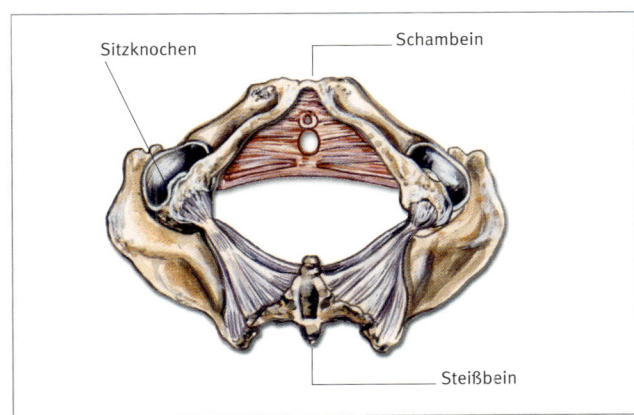

Sitzknochen · Schambein

Steißbein

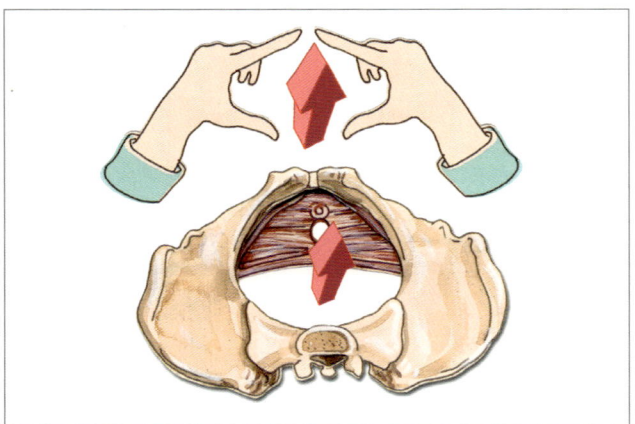

▲ Ansicht von oben in das Becken hinein.

Sie haben nun die Querverstrebungen des Beckenbodens entdeckt. Betrachten Sie das obere Bild und versuchen Sie, auch noch den Anteil der quer laufenden Muskeln vor den Sitzknochen mit einzubeziehen. Die Verbindungslinien zwischen beiden Sitzknochen und dem Schambein bilden ein Dreieck. Formen Sie es mit Ihren Händen. Gucken Sie sich dort die Mitte aus und heben Sie sie gedanklich hoch. Dann versuchen Sie es mit Ihrer mittleren Beckenbodenschicht (Abb. Seite 15). Das könnte für den Anfang genug sein. Vielleicht lassen Sie es für heute bei diesem ersten Kennenlernen. Klavier spielen lernt man ja auch nicht an einem Tag.

▼ in der äußeren Muskelschicht liegen die längs verlaufenden Schließmuskeln.

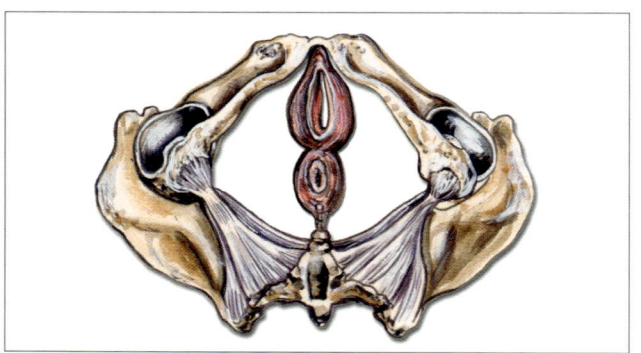

▶ Zwischen den tastenden Fingern befindet sich die Beckenbodenmuskulatur.

Genauso wie Pianisten lange brauchen, um eine Etüde zu beherrschen, kommt es beim Erfühlen des Beckenbodens auf das häufige Wiederholen an, damit eine Bewegung geläufig wird. Ihre erste Etüde ist für heute die Übung, von innen die Sitzknochen zusammenzuziehen, sich das Dreieck vorzustellen und in der Mitte hochzuheben (und das ist schon eine Meisteretüde!).

Die äußeren Längsverstrebungen – die Schließmuskeln

Unser Beckenboden ist genial strukturiert. Innen befindet sich eine tiefe, längs verlaufende Beckenbodenmuskulatur, also die (Beckenboden-) Muskulatur, auf der direkt die Organe sitzen, eine Schicht weiter darunter, also in der Mitte, die soeben entdeckte quer verlaufende Muskulatur und ganz außen, also direkt unter der Haut, wieder eine längs verlaufende Muskulatur – die Schließmuskelschicht.

Um diese Längsmuskulatur erst einmal grob zu fühlen, stellen Sie sich hin und suchen Sie sich mit der einen Hand noch einmal Ihre kleine Steißbeinspitze hinten und mit der anderen Hand das Schambein vorne. Dann ziehen Sie bitte – auch wieder sehr sanft – beide Punkte mit den Händen auseinander, sodass der Abstand zwischen ihnen größer wird.

Der Po schaut nur zu! Beobachten Sie Ihre Pomuskulatur: Sie soll unbeteiligt bleiben.

Die dazwischenliegenden Muskeln haben Sie nun gut vor Augen, sie laufen dort wie eine muskuläre Hängematte.

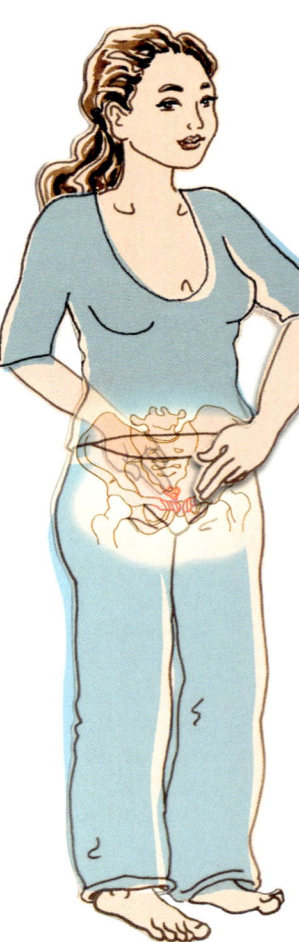

Bitte versuchen Sie, auf die Dehnung zu reagieren und von innen beide Punkte einander anzunähern.

Nun haben Sie die Längsverstrebungen des Beckenbodens entdeckt. Versuchen Sie noch differenzierter anzuspannen: Sie können versuchen, den Punkt in der Mitte zwischen Ihren Händen, also den Damm, sehr sanft nach oben hochzuziehen, bis Sie ebenfalls einen kleinen Zug unter Ihren Fingern spüren. Zusätzlich lässt sich diese Muskulatur in einen vorderen und hinteren Anteil unterscheiden.

Wenn Sie etwas weiter differenzieren wollen, stellen Sie sich vor:
- die Schamlippen zu schließen.
- um die Scheide herum zu schließen/schnüren.
- um die Harnröhre herum zu schließen/schnüren.
- um den Anus herum zu schließen/schnüren.

Dadurch lernen Sie die Schließmuskeln des Beckenbodens kennen. Sie müssen das nicht fühlen können. Es reicht, wenn Sie es zunächst in Ihrer Vorstellung versuchen!

Die inneren Längsverstrebungen: der Fächermuskel

Zu guter Letzt gibt es noch die innere Muskulatur, die organtragende Muskulatur, zu entdecken. Sie läuft wieder längs, fächerförmig und lässt die Öffnungen frei.

Die Gurtfunktion dieser Muskulatur lässt sich folgendermaßen fühlen: Im Stehen suchen Sie sich mit Ihrem Mittelfin-

▼ Blick von oben in das Becken hinein.

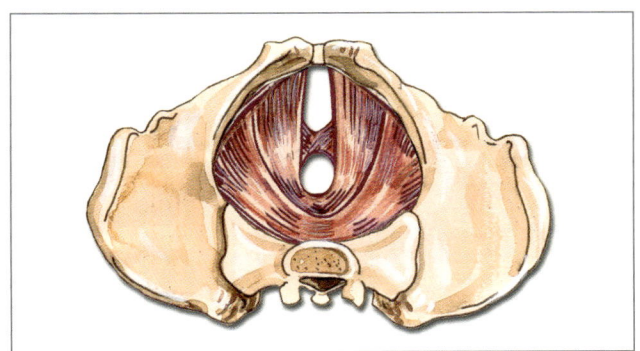

▶ Entdecken der inneren Verstrebungen des Beckenbodens.

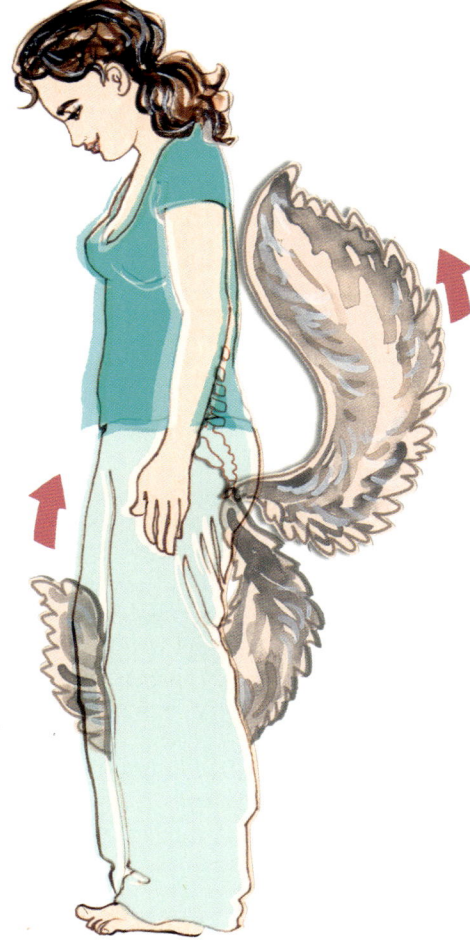

ger Ihr Steißbein. Stellen Sie sich vor, dass Sie dort einen dicken wunderschön buschigen (Eichhörnchen-) Schwanz befestigen. Diesen Schwanz lassen Sie in Ihren Gedanken ganz langsam nach oben steigen, als ob er Ihre Schulterblätter berühren möchte.

Das ist Schwerstarbeit. Belassen Sie es zunächst bei der Vorstellung. Nach einigem Üben können Sie wirklich versuchen, den imaginären Schwanz hochsteigen zu lassen. Sie fühlen am Steißbein, dass sich dasselbe wegbewegt. Der Beckenboden geht dabei in die Länge. Wenn Ihr Eichhörnchenschwanz wieder nach unten hängt, können Sie versuchen, ihn – ebenfalls langsam – zwischen den Beinen durchzuziehen, bis die Spitze Ihren Bauchnabel berührt.

Sie haben nun die inneren Verstrebungen Ihres Beckenbodens entdeckt. Aber bitte wundern Sie sich nicht, wenn es nicht auf Anhieb klappt. Probieren Sie es später erneut aus. Die Muskeln werden einige Zeit, Mühe und Wiederholungen brauchen, um ihren neuen Bewegungsauftrag in die Tat umzusetzen. Beim gesunden Beckenboden hängt dieser gedachte Schwanz übrigens ganz locker nach unten und ist nicht zwischen den Beinen eingeklemmt. Wo ist Ihr „Schwanz"? Achten Sie mal im Alltag darauf...

Ein anderes Bild: Vor Ihnen steht ein Hund, der gerade ahnt, dass sein Gegenüber nichts Gutes von ihm will. Sehen Sie, wie sein Schwanz ganz langsam und misstrauisch hochsteigt. Lassen Sie Ihren Hundeschwanz langsam hochsteigen. Danach können Sie ihn auch langsam zwischen den Beinen einziehen.

Lernen Sie die Muskeln von innen kennen

Zunächst einmal sollten Sie in der nächsten Stunde nicht gestört werden. Dann sorgen Sie dafür, dass Sie allein sind oder schließen Sie die Tür ab. Nun ziehen Sie sich bitte Hose und Unterhose aus, und machen Sie es sich auf dem Boden auf einer Decke oder auf dem Sofa oder Bett gemütlich, sodass Sie bequem auf dem Rücken liegen können. Schieben Sie sich zwei, drei dicke Kissen unter den Rücken, damit Sie beide Hände frei haben. Und auch Ihre angewinkelten Beine können Sie von außen mit Kissen stützen. Um Ihren Beckenboden besser anschauen zu können, benötigen Sie einen Handspiegel und eine gute Beleuchtung. Falls Ihre Scheide eher trocken ist, brauchen Sie zusätzlich etwas Creme oder Gel zum leichteren Tasten.

Sie sehen außen Ihre großen Schamlippen, darunter die kleinen Schamlippen, ganz vorne, unter einer Kapuze versteckt, die Klitoris. Wenn Sie gute Augen haben, können Sie etwas weiter in Richtung Scheide die winzige Öffnung der Harnröhre sehen, weiter unten erblicken Sie den Scheideneingang. Dann kommt der Damm und hinten die Öffnung des Afters. Vielleicht sehen Sie zum ersten Mal Narben in diesem Bereich, vielleicht zum ersten Mal die Auswirkungen einer Geburt.

Kein Beckenboden ist wie der andere, jeder Beckenboden trägt seine persönliche Schrift. Es gilt, ihn zu pflegen, denn er trägt unendlich viel von uns.

Beobachten und bewusst verändern
Betrachten Sie Ihren Intimbereich, also quasi Ihren Beckenboden, und schauen Sie, was sich verändert, wenn
- Sie husten.
- Sie die Muskeln anspannen.
- Sie pressen.

Probieren Sie ein bisschen hin und her zu spielen: Versuchen Sie, weiter vorn und weiter hinten anzuspannen. Ver-

▼ Äußere Genitalien des weiblichen Körpers.

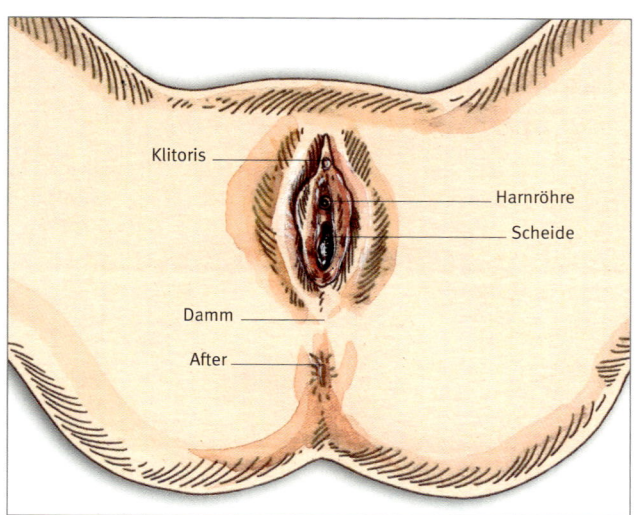

▼ Am Damm treffen sich die Muskeln aus allen drei Schichten.

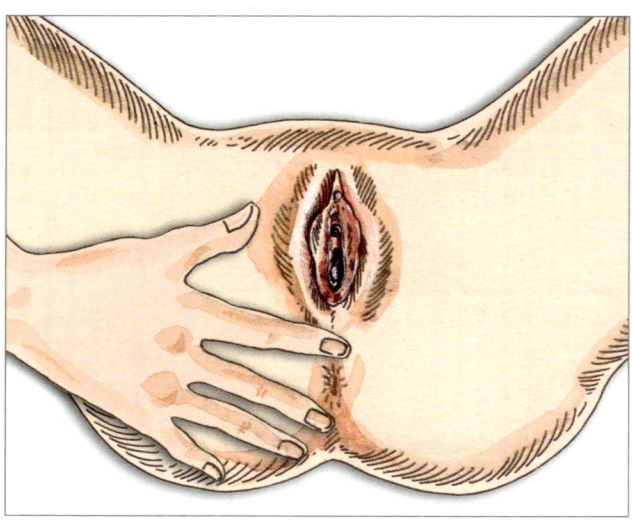

18

suchen Sie, den Damm nach oben zu ziehen. Versuchen Sie, den Scheideneingang mit der Muskulatur etwas zu verkleinern oder mit dem Beckenboden zu blinzeln.

Legen Sie einen Finger auf Ihren Damm und versuchen Sie sehr sanft, Ihren Damm ein kleines bisschen in sich hochzuziehen. Fühlen Sie eine Anspannung unter Ihrem Finger? Wird Ihr Finger vielleicht auch ein wenig nach oben und innen gesogen? Probieren Sie es ruhig einige Male!

Fühlen Sie das Gewebe Ihres Damms, dort treffen sich die Muskeln aus allen drei Schichten. Nehmen Sie dafür den Damm zwischen Daumen und Zeigefinger (der Daumen ist dafür etwas in der Scheide) und bewegen Sie ihn vorsichtig hin und her. Fühlen Sie, wie er sich beim Anspannen und Entspannen der Muskulatur bewegt. Vielleicht fühlen Sie alte Narben einer Geburt? Diese sind manchmal auch noch Jahrzehnte später zu spüren.

Wenn Sie den Daumen etwas tiefer hineinführen, ertasten Sie die hintere Scheidenwand. Nun schieben Sie anstatt des Daumens einen Finger in Ihre Scheide. Die Innenseite des Fingers tastet die vordere Scheidenwand. Falls Sie dort Knubbel fühlen: Das ist ein Schwellgewebe mit dem sogenannten G-Punkt (Seite 112). Mit der Spitze des Fingers können Sie mehr oder weniger weit innen evtl. den Muttermund spüren.

Zurück zu den Muskeln: Lassen Sie den Finger innen liegen. Wie fühlt es sich an, wenn Sie innen Ihre Muskeln anspannen? Dann legen Sie Ihre ganze Hand flächig außen auf den Schritt, also quasi auf Ihren Beckenboden, und versuchen, einige ruhige Atemzüge in Ihre Hand zu schicken. Was macht Ihr Beckenboden dabei? Zum Schluss streichen Sie von vorne beginnend sehr zart mit Ihren Fingerspitzen außen über Ihren Beckenboden, erst die eine Seite, dann die

> ## WISSEN
> ### Ungewohnte Perspektive
> Aus meiner langen Erfahrung weiß ich, dass es gut ist, mit klaren Bildern im Kopf üben zu können. Nur durch das direkte Anschauen und Kennenlernen Ihres Intimbereiches können Sie diese Muskulatur überhaupt erst kräftigen. Manchmal gibt es Einwände meiner älteren Patientinnen: „Das muss ich mir im meinem Alter nicht mehr angucken!" Aber natürlich sollten Sie das. Den Bizeps sehen wir uns doch auch ganz genau im Spiegel an, wenn wir Hanteltraining machen.

andere. Damit testen Sie die Sensibilität. Spüren Sie beide Seiten gleich? Auch hier kann es z.B. nach einer Geburt deutliche Unterschiede geben.

Schnelle und langsame Muskelfasern

Nicht alle Muskelfasern arbeiten gleich schnell. Es ist wichtig, die Verteilung der schnell und langsam arbeitenden Muskelfasern im Beckenboden näher zu betrachten (sog. fast- und slow-twitch fibres). Sie stehen ungefähr im Verhältnis 20 bis 30 Prozent schnelle zu 70 bis 80 Prozent langsame Fasern. Das bedeutet, dass wir in unserem Trainingsplan darauf reagieren und insgesamt mehr Übungen für die Haltemuskulatur (die langsamen Fasern) machen müssen: Ausdauer und langsames Zusammenziehen mit mittlerer Kraftentwicklung sind hier gefragt. Vorher sind Maßnahmen nötig, um die Muskulatur in eine gute Grundspannung (zurück) zu bringen. Mit sogenannten Beckenbodentrainern (Myself, Come etc.) kräftigt man lediglich die Scheiden verengende Muskulatur!

Die Funktionen des Beckenbodens

Unsere starke Basis

Die Muskulatur des Beckenbodens ist einzigartig in unserem Körper, weil sie so Gegensätzliches leisten muss! Die notwendige Flexibilität und Dynamik bekommt sie auch über ihre besondere Aufhängung: Der Großteil der Muskeln beginnt nicht direkt am Knochen, sondern an der Faszie – der bindegewebigen Umhüllung eines bestimmten Muskels. Dadurch weist der Beckenboden eine größere Elastizität auf, zum Beispiel für den Durchtritt des kindlichen Kopfes, jedoch zugleich auch eine größere Verletzbarkeit.

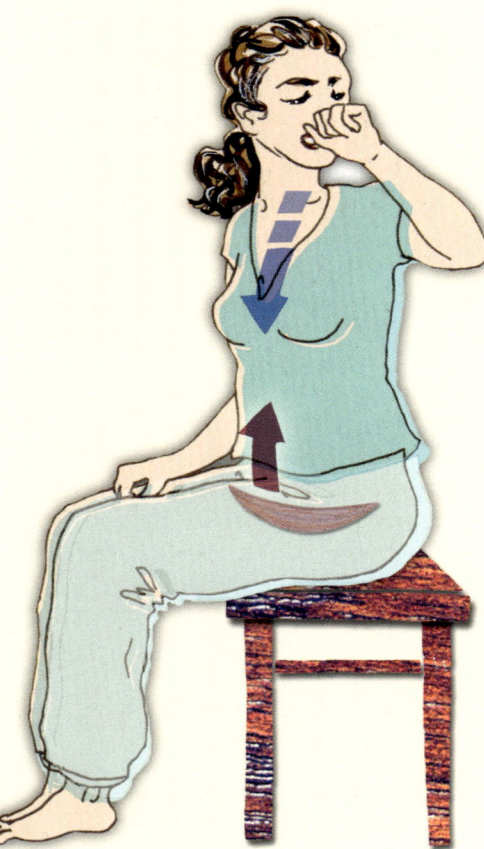

Tragen:

Die gurtende Funktion der Muskulatur sichert die richtige Lage der Bauch-organe und dadurch auch die Kontinenz. Also die Fähigkeit Urin, Stuhl oder Winde zu halten. In Zusammenarbeit mit den umgebenden Muskeln stabilisiert der Beckenboden das Becken im Stehen und beim Gehen. In der Schwangerschaft hält der Beckenboden das Baby.

◀ Der Beckenboden federt das Husten ab.

▶ Der Beckenboden trägt die Organe und in der Schwangerschaft das Baby.

Verschließen:

Drucksteigerungen im Bauchraum zum Beispiel durch Husten, Niesen oder Lachen werden von der Muskulatur reflektorisch bzw. reaktiv abgefedert. Sind Blase und oder Darm gefüllt, muss die Muskulatur reagieren (der sogenann-te Kontinenzwinkel verkürzt sich), Harn-röhren- und Afterschließmuskel müssen sich zuschnüren.

Hineinlassen und umfassen:

Bei sexueller Stimulation lässt der Beckenboden das Einführen des Gliedes oder Fingers zu, der Scheideneingang kann sich willkürlich verengen (mit einer aktiven, weichen Muskulatur kann auch der Penis mehr erregt werden). Beim Orgasmus geschieht dies unwillkürlich.

Hinauslassen:

Wenn der richtige Zeitpunkt gekommen ist, öffnet sich der Beckenboden zum Wasserlassen und für den Stuhlgang. Er dehnt sich beim Gebären.

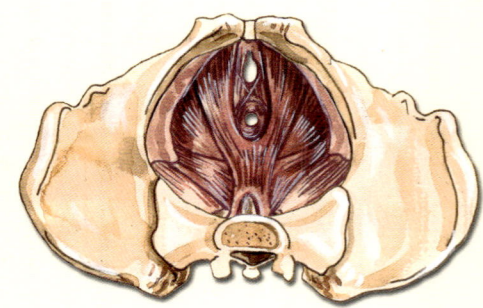

Kontinenz verstehen

Alle Muskeln, egal ob vorne, seitlich, hinten oder unten, arbeiten im Verbund. Wenn ein Teil dieser Kapsel verändert ist, funktioniert das ganze System nicht und Druckanstiege können nicht adäquat abgefangen werden.

Das kann durch verschiedene Erkrankungen bedingt sein (wie Lungenerkrankungen, die eine veränderte Zwerchfelltätigkeit zur Folge haben) oder durch eine ungute Wirbelsäulenhaltung, die zu Dauer- und Fehlbeanspruchung von z. B. nur einem Teil der Kapsel führen. Beispielsweise können die Bauchmuskeln bei einem runden Rücken nicht mehr mithelfen und nur der Beckenboden wird belastet.

Das erklärt, warum es so wichtig ist, mit aufrechtem Rücken zu husten: Die Beckenbodenmuskulatur bekommt Unterstützung von den Bauch- und Rückenmuskeln beim Abfangen des Hustenstoßes. Gleiches lässt sich auf viele andere Tätigkeiten übertragen: Aufstehen vom Stuhl, Joggen usw.

Und auch für die Kontinenz – also die Fähigkeit, Urin, Winde oder Stuhl bewusst zurückzuhalten sowie Harn und Stuhl zu einem selbst bestimmten Zeitpunkt zu entleeren – brauchen wir eine rundum funktionierende Rumpfkapsel. Zudem müssen auch das Nervensystem und der Harntrakt intakt sein.

Muskeln im Verbund

Zu der Rumpfkapsel gehören oben das Zwerchfell, unten die Beckenbodenmuskulatur und seitlich und vorne die umgebende Rücken- und Bauchmuskulatur.

Oben: das Zwerchfell

Das Zwerchfell ist unser Haupt-Einatemmuskel, der außerdem bei der Bauchpresse mithilft. Dieses kuppelförmige Gebilde bewegt sich 24 Stunden am Tag auf und ab – beim Einatmen nach unten, beim Ausatmen steigt es wieder nach oben. Bei tiefer Atmung kann es bis zu sechs Zentimeter hin- und hergehen! Man spricht von Zwerchfelldynamik und diese Dynamik setzt sich weiterlaufend auch auf den Beckenboden fort. Wenn der Beckenboden in einem elastischen Zustand ist, wird er durch die Atmung wunderbar stimuliert. Der Beckenboden gehört zur ausatemunterstützenden Muskulatur. Aus diesem Grund kann es sinnvoll sein, einige Übungen für den Beckenboden mit der Atmung zu begleiten. Und beim Heben schwerer Lasten (damit meine ich auch schon das kleine Baby) den Beckenboden auch immer mit dem Ausatmen unterstützen.

Beim Ausatmen:
- steigt das Zwerchfell nach oben.
- dehnen sich die Bauchorgane nach oben aus.
- erfährt der Beckenboden weiterlaufend eine Entlastung.
- unterstützt das Anspannen des Beckenbodens diesen natürlichen Vorgang, der Beckenboden folgt.

Beim Einatmen:
- schiebt das Zwerchfell sich nach unten, der Raum für den einfließenden Atem wird größer.
- senken sich die Bauchorgane.
- setzt sich die Druckwelle auf den Beckenboden fort.

Unten: die Beckenbodenmuskulatur

Die Beckenbodenmuskulatur weist Verschlusssysteme für die Harnröhre, Scheide und für den Enddarm auf.

Der Beckenboden muss in der Lage sein, bei Druckanstieg im Bauchraum z. B. durch schweres Tragen, Husten oder Pressen reflektorisch und reaktiv gegenzuhalten und die Öffnungen zu verschließen. Um die Harnröhre und den Enddarm haben wir jeweils zwei Schließ-(Schnür-)Muskeln: je einen inneren Muskel, den wir nicht mit unserem Willen beeinflussen können, und je einen äußeren, den wir willentlich beeinflussen können.

Seitlich und vorne: Bauch- und Rückenmuskeln

Die verschiedenen Bauch- und Rückenmuskeln bilden ein gitterartiges Verspannungssystem, das die Organe an ihrem Platz hält und das – im Verbund mit den Beckenbodenmuskeln – Druckerhöhungen, wie sie beispielsweise durch schweres Heben oder Husten entstehen, abfängt. Wenn ein Teil dieses Verspannungssystems schwach ist, bedeutet das ein Ungleichgewicht für die gesamte Rumpfstabilität. Dieses wiederum kann unterschiedliche Beschwerden wie Rückenschmerzen hervorrufen.

Ein Muskel ist dabei von ganz besonderer Bedeutung: Der Musculus transversus abdominis – ein Bauchmuskel, der ganz in der Tiefe wie ein Korsett um den unteren Rumpf herumläuft. Dieser Muskel gibt uns zusammen mit den tiefen Rückenmuskeln Stabilität und richtet unseren Körper richtig aus. Wir brauchen ihn als Stabilitätsbringer, damit wir Arme und Beine ungestört bewegen können. Wenn ein gesunder Mensch einen Arm hebt, spannt vor den Armmuskeln der M. transversus abdominis an. Beim Menschen mit z. B. einer schmerzhaften Schulter spannt diese Muskulatur zu spät und zu schwach an. Daher gehen Physiotherapeuten bereits dazu über, erst die Tiefenmuskulatur wiederaufzubauen, wenn der akute Schulterschmerz behoben ist, obwohl sie ja weit weg vom eigentlichen Schmerzgeschehen ist.

Man weiß heute, dass diese Korsettmuskulatur und die vordere Beckenbodenmuskulatur reflektorisch zusammenhängen. In der physiotherapeutischen Praxis sehen wir das eindrucksvoll: Sobald eine vermeintlich inkontinente Patientin lernt, ihre Tiefenmuskulatur wieder einzusetzen und diese wieder kräftiger ist, reduziert sich die Inkontinenzproblematik schon erheblich! Der Beckenboden profitiert also von dieser Muskulatur zweifach: Beim Training des Tiefenkorsetts wird der Beckenboden automatisch mit gestärkt. Außerdem wird er durch eine vorhandene kräftige Tiefenmuskulatur geschont.

Das Nervensystem und der Harntrakt

Damit Kontinenz gelingen kann, brauchen wir nicht nur eine gute Muskulatur, sondern auch ein harmonisches Zusammenspiel eines funktionierenden Nervensystems mit intakten Organen des Harntraktes.

Kommunikation über Nerven

Die Dehnungsrezeptoren in der Blasenwand bemerken als Erstes, wenn die Blase gefüllt ist. Diese geben die Meldung weiter an die Nerven des Rückenmarks, die wiederum an das Gehirn senden:

„Blase füllt sich!"
Das Gehirn notiert: „Harndrang!", und gibt zurück:
„Blase, dehn dich weiter!" und „Schließmuskel: Zieh dich zusammen!"
Erst ab einer gewissen Füllmenge (ab 150 ml erste Meldung) werden diese Vorgänge an das Bewusstsein gemeldet. Wir registrieren:
„Harndrang! Ich muss demnächst auf die Toilette!"
Die Blase füllt sich weiter, ab etwa 300 bis 500 ml (entsprechend der individuellen Blasenkapazität) wird gemeldet:
„Zwingender Harndrang! Nun aber los!"
Bei Erreichen der Toilette geben wir den Befehl:

Muskeln im Teamwork

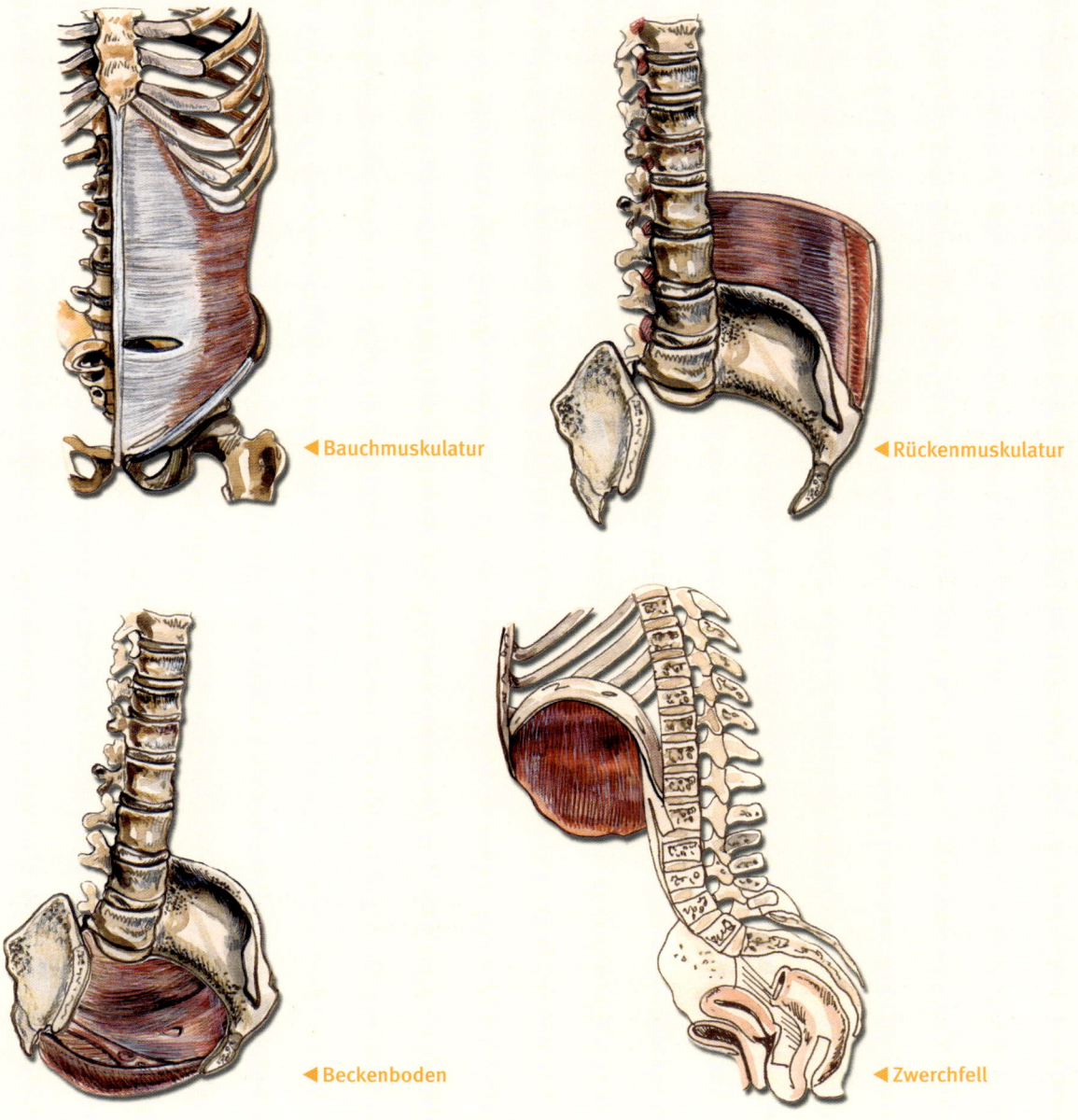

◀ Bauchmuskulatur

◀ Rückenmuskulatur

◀ Beckenboden

◀ Zwerchfell

„Wasser lassen!", und das Gehirn leitet diesen Befehl über die Nerven weiter:
„Blase, zieh dich zusammen!" und „Schließmuskel: Entspann dich!"

Der Harntrakt

Es gibt den oberen Harntrakt (Nieren, Harnleiter) und den unteren Harntrakt. Wir wollen nur den hier für uns relevanten, unteren Harntrakt betrachten – dazu gehören die Blase und die Harnröhre mit ihren Verschlussmechanismen, die aus Gefäßen, Bindegewebe sowie unwillkürlich und willkürlich gesteuerter Muskulatur bestehen.

Die Blase hat zwei Funktionen: Speichern und Entleeren. Wenn sich die Blase füllt, steigt der Druck innen an, was zum Harndrang führt. Der Druck in der Harnröhre erhöht sich ebenfalls und muss für die Kontinenz immer größer sein als der Druck in der Blase.

Wichtig zu wissen ist, dass sich die Blase selbst trainiert. Wenn sich die Blase füllt, ist das gleichzeitig ein Training für die Blasenmuskulatur und die verschließenden Muskeln. Fehlt jedoch die ausreichende Füllung, wird auch die Muskulatur nicht in Form gehalten! Man nennt die Blase daher auch ein muskuläres Hohlorgan.

Die Blase muss man trainieren

Jeder Mensch, der Probleme mit dem Beckenboden hat, reduziert als Erstes seine Trinkmenge. Das ist eine völlig verständliche Reaktion, denkt man doch: „Wenn ich weniger in meiner Blase habe, muss ich auch nicht so schnell auf das WC." Meistens beginnt man damit, weniger zu trinken, wenn man länger aus dem Haus gehen möchte. Dann trinkt man vielleicht auch weniger vor sportlichen Aktivitäten oder wenn der Theaterbesuch ansteht etc. Und viele Menschen trinken auch abends nicht mehr, da sie Angst haben, nachts zu oft aufstehen zu müssen. Zusätzlich lässt die Lust

▼ Eine Frau von der Seite.

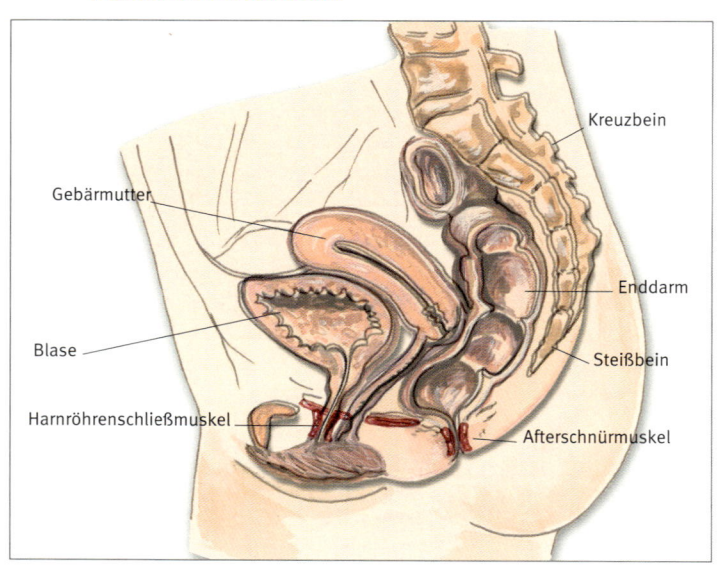

▼ Die Blase und ihr Schließmuskel.

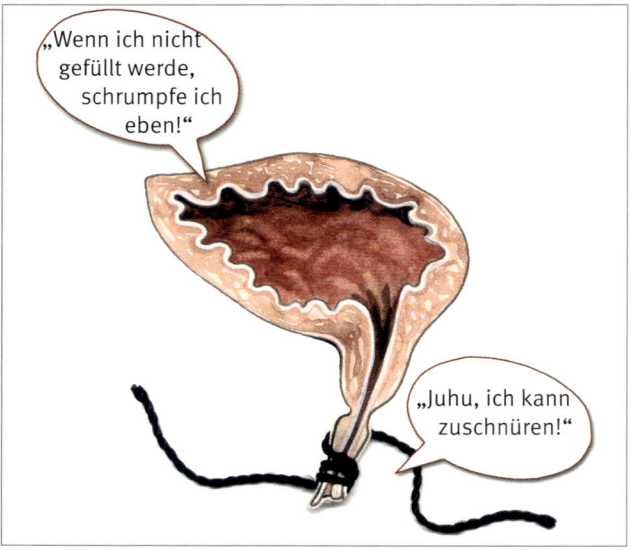

zu trinken mit zunehmendem Alter sowieso nach und ältere Menschen überschätzen häufig ihre wirklich getrunkene Flüssigkeit.

TiPP

Beckenbodentraining und Blasentraining durch ausreichende Füllung gehören immer zusammen.

Die zweite Reaktion bei Beckenbodenproblemen ist, vorsorglich die Blase zu entleeren. Der Mechanismus ist der Gleiche: „Ich gehe lieber noch einmal, bevor ich jetzt so

lange nicht kann. Oder: „Ich weiß nicht, ob da ein WC ist oder ob es auch sauber ist."
Wozu führt dieses Verhalten?
- Die Blase verliert ihre Speicherfähigkeit.
- Die Blasenmuskulatur wird schwächer.
- Der stark konzentrierte Urin reizt zusätzlich.
- Bei immer geringeren Füllmengen kommt es zur Meldung: Harndrang!

Da zu wenig Flüssigkeit aufgenommen wird, ist der Mund trocken, wir haben mehr Falten und die Energie fehlt.

Erster Schritt zur Lösung: das Miktionsprotokoll

Sollten Sie sich nicht sicher sein, ob Sie genug trinken (1,5 bis 2 Liter täglich) oder Sie vielleicht auch zu denjenigen gehören, die sicherheitshalber aufs WC gehen, füllen Sie doch bitte das nachfolgende kleine Trink- und Miktionstagebuch aus (Miktion = Wasser lassen). Dadurch offenbaren sich häufig sehr deutlich die eingeschlichenen Fehler.

In die erste Spalte tragen Sie die getrunkene Flüssigkeit (egal was) in Milliliter (ml) ein. Dazu messen Sie am besten Ihr Lieblingsglas oder Ihre Tasse mit dem Messbecher aus. In die zweite Spalte tragen Sie die ausgeschiedene Menge ein. Hierfür können Sie einen alten Messbecher auf dem WC stehen lassen, in den Sie Wasser lassen. Die dritte bis fünfte Spalte brauchen Sie nur auszufüllen, wenn sie dementsprechende Probleme hatten.

- Suchen Sie sich einen Tag aus, an dem Sie möglichst viel zu Hause sind, und messen Sie über mindestens 24, besser 48 Stunden (dann kopieren Sie sich bitte das Protokoll). Zum Auswerten zählen Sie die Millilitermengen jeweils zusammen. Die Trinkmenge sollte bei mindestens 1½ l, besser 2 l und mehr liegen, bei körperlicher Belastung oder höheren Temperaturen dementsprechend mehr.

- Die Zahl der WC-Gänge sollte acht in 24 Stunden nicht überschreiten.
- Ein normaler Drang, die Blase zu entleeren, sollte etwa ab 300 bis 350 ml bestehen.
- Eine normale Blasenfüllung bei 350 bis 450 ml.

Sollten Sie feststellen, dass Ihre Werte deutlich von diesen Normwerten abweichen, zeigen Sie das Protokoll Ihrem behandelnden Arzt oder Ihrer auf Beckenbodentherapie spezialisierten Physiotherapeutin.

Allein schon durch das Ausfüllen des Miktionskalenders wird sich Ihr Bewusstsein für Ihre Blase verändern. Das sehe ich in meiner Praxis. Sie werden aufmerksamer, was Ihre Trinkmenge und die WC-Gänge angeht. Mit zunehmendem Alter beginnt man, seine wirklich zu sich genommene Trinkmenge erstaunlich zu überschätzen. Viele Patientinnen merken auch gar nicht, dass sie doppelt so häufig wie normal auf die Toilette gehen, um eben noch mal die Blase zu entleeren, und dann kommen doch nur 100 ml heraus. Falls das bei Ihnen der Fall sein sollte, können Sie Schritt für Schritt die Miktionsintervalle verlängern und sich langsam abgewöhnen, prophylaktisch Wasser zu lassen.

Das Miktionsprotokoll

Zeit	Trinkmenge (ml)		Urinmenge (ml)		Harndrang				Schmerzen				Urinverlust/Inkontinenz (Bewertungsskala siehe unten)	
					1. Test		2. Test		1. Test		2. Test			
	1. Test	2. Test	1. Test	2. Test	ja	nein	ja	nein	ja	nein	ja	nein	1. Test	2. Test
6.00 Uhr														
7.00 Uhr														
8.00 Uhr														
9.00 Uhr														
10.00 Uhr														
11.00 Uhr														
12.00 Uhr														
13.00 Uhr														
14.00 Uhr														
15.00 Uhr														
16.00 Uhr														
17.00 Uhr														
18.00 Uhr														
19.00 Uhr														
20.00 Uhr														
21.00 Uhr														
22.00 Uhr														
23.00 Uhr														
24.00 Uhr														
1.00 Uhr														
2.00 Uhr														
3.00 Uhr														
4.00 Uhr														
5.00 Uhr														

Bewertungsschema Inkontinenz/Urinverlust: 2 = gering (feuchte Unterwäsche)
1 = wenige Tropfen   3 = erheblich (Kleidungswechsel erforderlich)

Selbsttest: Wie fit ist mein Beckenboden?

Nachdem Sie nun Ihren Beckenboden und seine wichtigsten Funktionen kennengelernt haben, können Sie nun mithilfe von zwei ausführlichen Fragenbögen feststellen, ob und, wenn ja, welche Funktionen bei Ihnen persönlich eingeschränkt sind. Dies wird Ihnen helfen, ein persönliches Trainingsprogramm zusammenzustellen.

Planen Sie sich jetzt etwa eine halbe Stunde Zeit ein, in der Sie ungestört sind. Die Ausführung der Muskeltests ist schon gleich Ihr erstes Training für heute! Beurteilen Sie mithilfe der folgenden Tests Ihre Muskulatur. So können Sie das Training individuell auf Ihren Befund abstimmen und nach einiger Zeit erneut testen und feststellen, wie weit Sie Ihren Beckenboden bereits trainiert haben.

Tipp

Wenn Sie diesen Test machen, weil Sie sich danach die Zeit nehmen wollen, den Zustand Ihrer Muskulatur durch ein konsequentes Training zu verbessern, dann wiederholen Sie ihn bitte nach 8 bis 12 Wochen, um die Ergebnisse vergleichen zu können!

Testbogen 1: Im Alltag – wie fühle ich mich?

Tragen Sie bitte die jeweiligen Punkte in die rechte Spalte ein		1. Test	2. Test
Verlieren Sie manchmal ungewollt Urin, Winde oder Stuhl?			
nein	0 Punkte		
gelegentlich, eher selten	1 Punkt		
täglich	2 Punkte		
mehrmals täglich	3 Punkte		
Wenn ja, wobei?			
beim Husten/Niesen/Lachen	1 Punkt		
beim Treppesteigen	3 Punkte		
beim Laufen, Hüpfen, Sport	1 Punkt		
beim Aufstehen vom Stuhl	2 Punkte		
im Stehen	3 Punkte		
im Sitzen	4 Punkte		
Müssen Sie nachts Wasser lassen? Wenn ja, wie oft?			
nein	0 Punkte		
1-mal	2 Punkte		
2-mal	2 Punkte		
3-mal	3 Punkte		
4-mal und mehr	4 Punkte		

Tragen Sie bitte die jeweiligen Punkte in die rechte Spalte ein		1. Test	2. Test
Haben Sie manchmal einen plötzlich auftretenden Harndrang mit anschließend nicht verhinderbarem Urinverlust?			
nein	0 Punkte		
ja	2 Punkte		
Gehen Sie vorsorglich zum WC?			
nein	0 Punkte		
ja	2 Punkte		
Geben Sie Acht, dass Sie nicht zu viel trinken?			
nein	0 Punkte		
ja	2 Punkte		
Fühlen Sie einen Druck nach unten?			
nein	0 Punkte		
ja	1 Punkt		
Haben Sie manchmal das Gefühl, dass Ihnen eine innere Stabilität fehlt?			
nein	0 Punkte		
ja	1 Punkt		
Haben Sie Schmerzen ...			
... im Beckenbodenbereich?			
nein	0 Punkte		
ja	1 Punkt		
... im Unterbauch?			
nein	0 Punkte		
ja	1 Punkt		
... im Rücken?			
nein	0 Punkte		
ja	1 Punkt		
... beim Stuhlgang?			
nein	0 Punkte		
ja	1 Punkt		
... beim Geschlechtsverkehr?			
nein	0 Punkte		
ja	1 Punkt		
Spüren Sie eher wenig beim Sex?			
nein	0 Punkte		
ja	1 Punkt		
Pulsieren Ihre Muskeln beim Orgasmus eher schwach?			
nein	0 Punkte		
ja	1 Punkt		
Nun zählen Sie die Punkte bitte zusammen			

Testbogen 2: Muskulatur
1. Belastungstest im Stehen

Den Belastungstest im Stehen machen Sie am besten dann, wenn Ihre Blase gut gefüllt ist (sicherheitshalber eventuell im Bad). Außerdem brauchen Sie einen Stift und eine Uhr mit Sekundenzeiger oder eine Stoppuhr.

Zutreffendes bitte ankreuzen	1. Test		2. Test	
	Ja	Nein	Ja	Nein
Husten Sie bitte. Verlieren Sie Urin?				
Hüpfen Sie mit leicht geöffneten Beinen. Wenn Sie nicht hüpfen können, stellen Sie sich auf die Zehen und lassen Sie sich dann auf die Hacken fallen. Verlieren Sie Urin?				

2. Muskeltest (von außen)

Hinweis:

Frauen, die ihren Beckenboden eindeutiger testen wollen – das geht besser von innen – überspringen diesen Test. Dieser Test von außen ist also nur für Frauen gedacht, die sich nicht so gut vorstellen können, ihre Beckenbodenkraft mit den eigenen Fingern von innen zu untersuchen.

Setzen Sie sich nur mit einer Unterhose bekleidet auf einen harten Stuhl oder Hocker, Ihre Hände liegen am Gesäß oder eine Hand fasst von vorne unter den Beckenboden und die andere Hand liegt am Gesäß. Haben Sie das Gefühl, dass Sie Ihren Beckenboden isoliert anspannen können? Konzentrieren Sie sich dabei auf Ihren Damm, also die Mitte der liegenden Acht (Schließmuskelschicht, Seite 16). Diesen Damm ziehen Sie für den Test bitte nach oben, also weg von der Sitzfläche. Beobachten Sie dabei Ihren Bauch und das Gesäß, die damit nichts zu tun haben und währenddessen locker bleiben müssen!

Haben Sie Schwierigkeiten, die Bewegung des Damms zu fühlen? Dann setzen Sie sich vorher einige Minuten mit dem Damm auf ein stramm gerolltes Sockenpaar oder einen kleinen Ball (Softtennisball, Kinderball etc.). Danach ist der Damm deutlich präsenter.

Tragen Sie die Ergebnisse in die rechte Spalte ein	1. Test	2. Test
K = Kraft		
Ziehen Sie bitte den Beckenboden nach oben: Wie beurteilen Sie auf einer Skala von 0–5 die Muskelkraft, mit der Sie das machen können? Sollte Ihr Wert bei 0 sein, brauchen Sie nicht weiter zu testen und lesen bitte bei der Auswertung weiter. 0 = keine Anspannung spürbar (Bewegung) 1 = kaum Anspannung spürbar (zartes, vorsichtiges Zucken) 2 = schwache Anspannung spürbar (deutlicher spürbares Zucken) 3 = mittlere Anspannung spürbar (Damm wird schon leicht abgehoben) 4 = gute Anspannung spürbar (Damm wird deutlich abgehoben) 5 = kräftige Anspannung spürbar (sehr starke Kraft, Gefühl, als ob der Damm eingesaugt wird)		
A = Ausdauer		
Probieren Sie es noch einmal und schauen Sie dabei auf die Uhr: Wie viele Sekunden (maximal 10 Sekunden) können Sie diese gleiche Anspannung halten?		
W = Wiederholung		
Nehmen wir an, Sie konnten die Anspannung 5 Sekunden halten: Wie oft hintereinander können Sie diese 5-sekündige Anspannung wiederholen? Zwischen den Wiederholungen machen Sie bitte eine Pause von 4 Sekunden. Ein- bis zehnmal? Wenn Sie merken, dass Sie schwächer werden, beenden Sie bitte diese Übung. Nun gönnen Sie sich nach dem Aufschreiben noch eine Pause über 10 gemütliche Atemzüge, die Sie in Ihren Bauch schicken.		
Schnellkraft		
Wie oft hintereinander können Sie Ihren Beckenboden schnell maximal anspannen? „Zack!" Ein- bis zehnmal?		

3. Alternative: Muskeltest (von innen)

Machen Sie diesen Test entweder im Stehen oder in Rückenlage mit einem aufgestellten Bein. Führen Sie ein oder zwei Finger in Ihre Scheide, die andere Hand liegt an Ihrem Gesäß. Probieren Sie mit Ihrer Muskulatur, die Finger zu umschließen. Versuchen Sie nun, Ihren Beckenboden isoliert anzuspannen. Beobachten Sie dabei Ihren Bauch und Ihr Gesäß.

Tipp:

Was bedeutet beim Selbstuntersuchen „isoliertes Anspannen des Beckenbodens"? Probieren Sie vorher mithilfe Ihrer Hände aus, was Sie spüren können: Umschließen Sie mit der einen Hand (Scheide) den nach oben ausgestreckten Zeigefinger (= tastender Finger) der anderen Hand:

- 0 = keine Muskelanspannung spürbar, es bewegt sich nichts,
- 1 = zartes Zucken der Hand (= Scheide) spürbar,
- 2 = leichtes Umschließen/Zuschnüren (der Hand = Scheide) möglich,
- 3 = deutliches Umschließen/Zuschnüren möglich,
- 4 = kräftiges Umschließen/Zuschnüren möglich, die umschließende Hand (= Scheide) „saugt" gleichzeitig den Zeigefinger (= tastenden Finger) nach oben,
- 5 = sehr starkes Zuschnüren fühlbar mit kräftigem „Hochsaugen" der Hand (= Scheide).

Das war schon Ihr Beckenbodenkrafttest. Dabei haben Sie Ihren Beckenboden schon deutlich besser kennengelernt und nun die Möglichkeit, die Tests nach 8–12 Wochen zu wiederholen und mit Ihren jetzigen Werten zu vergleichen. Lassen Sie sich überraschen! Achten Sie bitte darauf, dass Sie einen zweiten Test in der ungefähr gleichen Zyklusphase wiederholen.

Sollten Sie Probleme mit dem hinteren Schließmuskel haben, lesen Sie die Seite 123 und machen dann, wenn Sie mögen, noch einmal diesen Muskeltest, nur dass Sie dafür den kleinen Finger behutsam in den Anus einführen.

Tragen Sie die Ergebnisse in die rechte Spalte ein	1. Test	2. Test
K = Kraft		
Wenn Sie diese Anspannung auf einer Skala von 0–5 messen: Welchen Wert geben Sie Ihrer Muskulatur? Sollte Ihr Wert bei 0 sein, brauchen Sie nicht weiter zu testen und lesen bitte bei der Auswertung weiter. 0 = keine Bewegung spürbar 1 = Sie fühlen ein zartes Zucken in Ihrer Scheidenmuskulatur. 2 = Sie fühlen einen schwachen, aber klaren Druck um Ihren untersuchenden Finger. 3 = Ihr Finger wird deutlich umschlossen. 4 = Ihr Finger wird deutlich umschlossen und dabei nach oben gezogen. 5 = Sie können mit der Scheide sogar den/die Finger halten, obwohl Sie versuchen, ihn/sie dabei herauszuziehen.		
A = Ausdauer		
Probieren Sie es noch einmal und schauen Sie dabei auf die Uhr: Wie viele Sekunden (maximal 10 Sekunden) können Sie diese gleiche Anspannung halten?		
W = Wiederholung		
Nehmen wir an, Sie konnten die Anspannung 5 Sekunden halten: Wie oft hintereinander können Sie diese 5-sekündige Anspannung wiederholen? Zwischen den Wiederholungen machen Sie bitte eine Pause von 4 Sekunden. Ein- bis zehnmal? Wenn Sie merken, dass Sie schwächer werden, beenden Sie bitte diese Übung. Nun gönnen Sie sich nach dem Aufschreiben noch eine Pause über 10 gemütliche Atemzüge, die Sie in Ihren Bauch schicken.		
Schnellkraft		
Wie oft hintereinander können Sie Ihren Beckenboden schnell maximal anspannen? „Zack!" Ein- bis zehnmal?		

Auswertung der Tests

Testbogen 1: Im Alltag – wie fühle ich mich?

Die niedrigste Punktzahl ist 0, die höchste 37. Je mehr Punkte Sie also haben, desto größer ist Ihr Bedarf, sich um Ihren Beckenboden zu kümmern. Ich würde dazu raten, schon ab 4 Punkten damit anzufangen und ab spätestens 10 Punkten besteht großer Handlungsbedarf. Es geht hier aber nicht darum, Ihnen Angst zu machen, sondern zu zeigen, wie vielfältig sich eine Beckenbodenproblematik in Ihrem Leben auswirken kann.

Testbogen 2: Muskulatur
1. Belastungstest im Stehen
Sollten Sie Urin verloren haben, ist das als eindeutiger Nachweis einer Beckenbodenproblematik zu verstehen.

2. Muskeltest (von außen)
Sie erhalten vier Zahlen, die für Kraft (isolierte Anspannung), Ausdauer, Wiederholung und Schnellkraft stehen. Tragen Sie die vier Zahlen in die folgende Tabelle ein und gleich darunter Ihre jetzt hier abgelesene Trainingsempfehlung.

Test 1:

	Kraft	Ausdauer	Wiederholung	Schnellkraft
Mein Ergebnis				

Test 2:

	Kraft	Ausdauer	Wiederholung	Schnellkraft
Mein Ergebnis				

Meine Übungen	Wahrnehmung	Kräftigung langsame Muskelfasern	Kräftigung schnelle Muskelfasern
Wie viele?			
Wie häufig?			

K = Kraft

Erreichen Sie für K (Kraft) ein Ergebnis, das klein ist, bedeutet das für Sie, dass Sie Ihren Schwerpunkt zunächst auf die blau gekennzeichneten Wahrnehmungsübungen legen müssen. Konkret: Liegt Ihr Ergebnis im Bereich 0–1, üben Sie die ersten zwei Wochen nur Wahrnehmungsübungen. Zusätzlich legen Sie einmal am Tag (z. B. unter der Dusche oder im Bett) einen oder zwei Finger in die Scheide und versuchen, diesen mit Ihrer Muskulatur sanft zu umschließen. Üben Sie zusätzlich unbedingt die Übung Kontrollhand (Seite 73), denn diese Übung bietet Ihnen einen anderen Weg, an Ihren Beckenboden heranzukommen und ihn zu schützen!

Um die orange und grünen Übungen brauchen Sie sich nicht zu kümmern. Sobald Sie feststellen, dass sich in Ihrem Beckenboden etwas regt – das heißt, Sie spüren mit Ihrem Finger Bewegung in Ihrer Scheidenmuskulatur –, wiederholen Sie den Test noch einmal. Setzen Sie sich dabei nicht unter Druck und warten Sie eher etwas länger mit der Wiederholung des Tests. Das kann auch einige Wochen dauern!

Liegt Ihr Ergebnis zwischen 2 und 3, tragen Sie bei Wahrnehmung eine 2 in die Zeile „Wie viele?" ein, das heißt, Sie üben 2 blaue Übungen pro Trainingseinheit. Liegt Ihr Ergebnis bei 4 bis 5, haben Sie schon ein gutes Gefühl für Ihren Beckenboden und üben jeden Tag nur eine Wahrnehmungsübung. Sie tragen also eine 1 ein.

Kraft	Übungen Wahrnehmung
0–1	nur Wahrnehmungsübungen + Kontrollhand
2–3	Wie viele? 2
4–5	Wie viele? 1

A = Ausdauer

Erreichen Sie für A (Ausdauer) ein Ergebnis, das zwischen 1 bis 3 liegt, legen Sie Ihren Schwerpunkt auf die orange gekennzeichneten Übungen und tragen in die Zeile „Wie viele?" eine 3 für 3 Übungen ein. Liegt Ihr Wert zwischen 4 und 7, tragen Sie bei den orange Übungen eine 2 ein; liegt Ihr Wert zwischen 8 und 10, tragen Sie eine 1 ein.

Ausdauer	Übungen Kräftigung langsame Muskelfasern
1–3	Wie viele? 3
4–7	Wie viele? 2
8–10	Wie viele? 1

W = Wiederholung

Erreichen Sie für W (Wiederholung) ein Ergebnis, das zwischen 1 und 3 liegt, gewöhnen Sie sich an, orange gekennzeichnete Übungen dreimal zu wiederholen, tragen Sie also in der orangefarbenen Spalte bei „Wie häufig?" dreimal ein. Liegt Ihr Wert zwischen 4 und 7, tragen Sie zweimal ein. Liegt Ihr Wert zwischen 8 und 10, tragen Sie einmal ein.

Wiederholung	Übungen Kräftigung langsame Muskelfasern
1–3	Wie häufig? 3
4–7	Wie häufig? 2
8–10	Wie häufig? 1

S = Schnellkraft

Erreichen Sie für S (Schnellkraft) ein Ergebnis, das zwischen 1 und 3 liegt, konzentrieren Sie sich auf die grünen Übungen für die schnellen Muskelfasern und tragen in der Spalte „Wie viele?" eine 3 für 3 Übungen ein. Liegt Ihr Wert zwischen 4 und 7, tragen Sie dort eine 2 ein; liegt Ihr Wert zwischen 8 und 10 tragen Sie dort eine 1 für eine Übung ein.

Schnellkraft	Übungen Kräftigung schnelle Muskelfasern
1–3	Wie viele? 3
4–7	Wie viele? 2
8–10	Wie viele? 1

Bodystyling für alle

Zu Ihren ermittelten Übungen kommt immer einmal am Tag die Übung Kontrollhand (Seite 73) dazu und dreimal pro Woche 15 Minuten Übungen aus dem Bodystyling-Programm (Seite 70) für die umgebende Muskulatur.

Beispiel 1

	Kraft	Ausdauer	Wieder-holung	Schnell-kraft
Mein Ergebnis	4	7	7	3

Meine Übungen	Wahr-nehmung	Kräftigung langsame Muskel-fasern	Kräftigung schnelle Muskel-fasern
Wie viele?	1	2	3
Wie häufig?		2	

Sie üben eine blaue Wahrnehmungsübung, zwei orangefarbene Übungen zur Kräftigung der langsamen Muskelfasern, die Sie zweimal wiederholen, und drei grüne Übungen. Dies wäre ein typischer Befund für Schwierigkeiten, den Urin beim Hüpfen, Springen, aber auch Niesen und Husten zu halten. Die Schnellkraft muss geübt werden.

Beispiel 2

	Kraft	Ausdauer	Wieder-holung	Schnell-kraft
Mein Ergebnis	4	3	3	8

Meine Übungen	Wahr-nehmung	Kräftigung langsame Muskel-fasern	Kräftigung schnelle Muskel-fasern
Wie viele?	1	3	1
Wie häufig?		3	

Sie üben eine blaue Übung, drei orangefarbene Übungen, die Sie dreimal wiederholen, und eine grüne Übung. Dies wäre ein typischer Befund für Schwierigkeiten mit dem Beckenboden ab der Tagesmitte mit dem Gefühl durchzuhängen. Hier ist das Training der tragenden, langsamen Muskelfasern vonnöten.

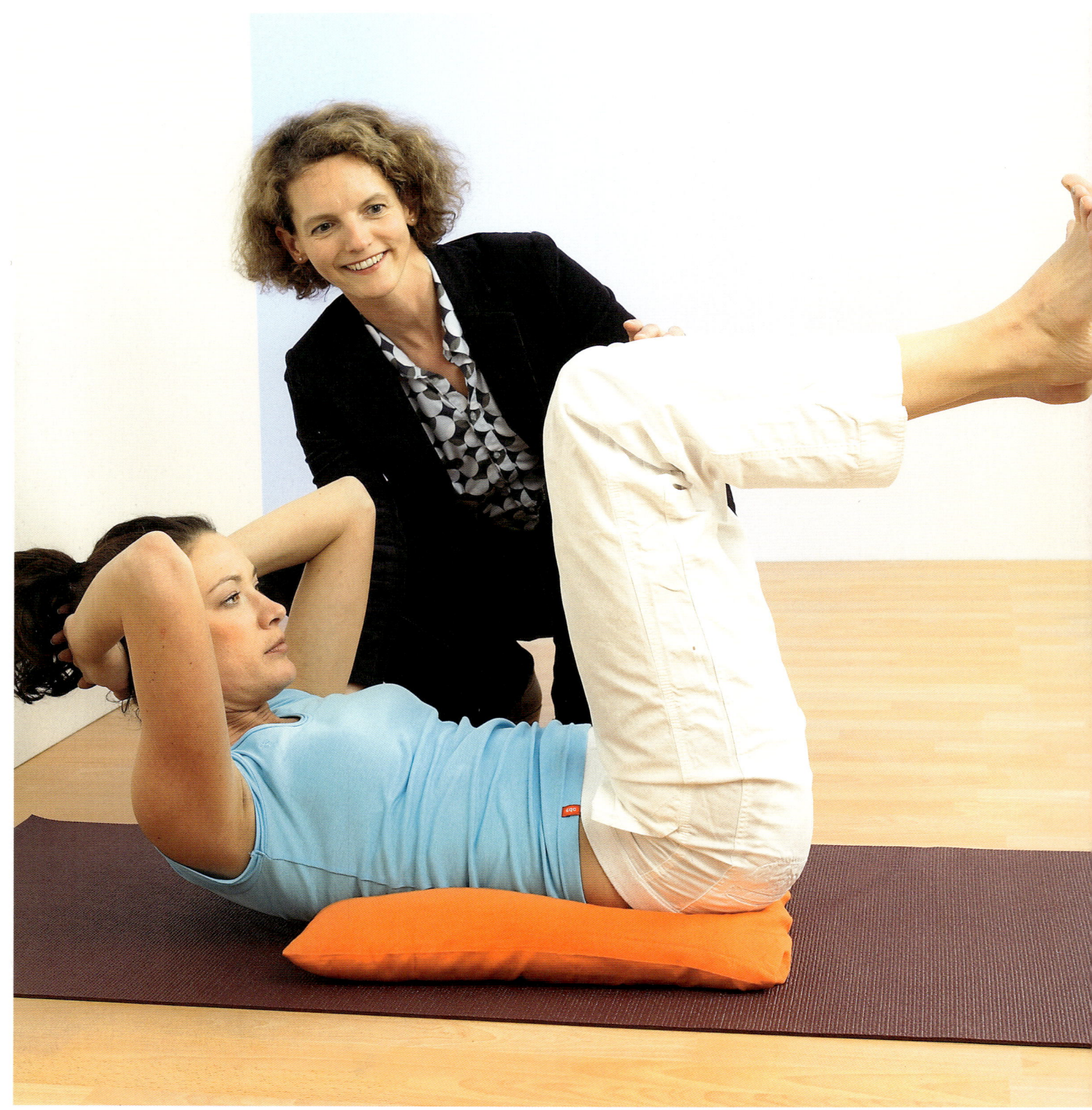

Ihr 12-Wochen-Übungsprogramm

Kraft, Stabilität und Gefühl in Ihrer Mitte. Wecken Sie Ihre Muskeln auf und bringen Sie sich sowie Ihren Beckenboden in Form!

Wie Sie Ihren Beckenboden richtig trainieren

Wenn wir die vielen Funktionen und unterschiedlichen Muskelfasern betrachten, fällt es leichter zu verstehen, warum wir den Beckenboden nicht mit einer einzigen Übung kräftigen können. Früher hat man genau das versucht. Mit sogenannten Kegelübungen wurde ausschließlich die scheidenverengende Muskulatur gekräftigt.

Es wurde gekniffen, was das Zeug hielt, mit dem häufigen Resultat, dass sich bei den Frauen ein Röhrengefühl in der Scheide einstellte und es zu äußerst schmerzhaften Krämpfen kommen konnte und zu Schwierigkeiten, wie z. B. beim Einführen des Penis. Also: Immer zwischen den Übungen variieren! In der Praxis sehen wir außerdem häufig, dass es nicht nur wichtig ist, alle verschiedenen Muskelverläufe anzusprechen, sondern dass es von äußerst großer Bedeutung ist, ein Gefühl von der weich-elastischen Muskulatur in ihrem Ruhezustand zu bekommen.

Wir brauchen einen elastischen Beckenboden

Viele Frauen haben die Grundspannung ihres Beckenbodens dauerhaft so erhöht – z. B. aus der allzu verständlichen Angst heraus, sonst nicht „dicht" zu sein –, dass es unmöglich ist, auf diese hohe Ruhespannung noch eins draufzusetzen. Eine kraftvoll-verschließende Anspannung, beispielsweise beim Niesen oder Lachen, fällt denjenigen dann sehr schwer. Ein ähnlicher Effekt stellt sich übrigens auch bei manchen Frauen ein, die viel im Fitnessstudio trainieren oder in Gymnastikkursen nur gesagt bekommen: „Und kneifen, kneifen, kneifen!" Häufig sind es gerade die ansonsten gut durchtrainierten Frauen, die vermehrte Beckenbodenprobleme haben.

Ein dauerhaft angespannter Beckenboden führt langfristig nicht nur zu Beckenbodenproblemen, sondern auch zu Steifheitsgefühl, Unbeweglichkeit und Schmerzen in Lendenwirbelsäule und Hüftgelenken! Mit einiger Übung erhalten Sie wieder einen elastischen Beckenboden – es lohnt sich!

Das A und O ist, die Muskulatur entspannen zu können bzw. ein Gefühl für An- und Entspannung zu bekommen. Dafür sind alle Übungen gut, die mit der Atmung kombiniert werden und alle Wahrnehmungsübungen. Die Praxis zeigt eindrucksvoll, dass es nichts nützt, nur „knallhart" zu kräftigen, denn hierfür können wir andere Muskeln verwenden.

Sie sind in der Lage, den Beckenboden wirkungsvoll auch zwischendurch zu durchbluten. Im Konzert, im Bus, in Ar-

WISSEN

Vorbild China:
Muskulatur mental trainieren lernen

In der chinesischen Medizin kräftigt man den Beckenboden seit Jahrhunderten über die Vorstellungskraft. Man übt nicht, indem man sagt: „Nun hebe den Damm hoch", sondern stellt sich, z. B. während einer Meditation, nur vor, man würde das tun. Nutzen Sie die Möglichkeit, Ihre Muskulatur auch nur rein mental zu trainieren. Neuere Studien beweisen eindrucksvoll, dass das gut funktioniert. Im Hochleistungssport macht man sich dies zunutze, warum sollen wir es nicht auch tun?

beitspausen, abends vor dem Einschlafen und immer dann, wenn man sich kurz zwischendurch konzentrieren kann. Auch die feinen, kleinen Muskelaktivitäten, bei denen das Becken nicht sichtbar bewegt wird, lassen sich überall zwischendurch trainieren.

Gern sage ich meinen Patientinnen: Lassen Sie Ihren Beckenboden nicht einfach so sitzen! Also: Lernen Sie, wieder mit einem aktiven Beckenboden zu leben. Gestatten Sie ihm aber unbedingt, zwischendurch immer wieder zur Ruhe zu kommen, kitzeln Sie ihn mit kleinsten Bewegungen oder Bewegungsvorstellungen, sorgen Sie für eine schöne Durchblutung, genießen Sie das vielleicht neue Gefühl, dass Sie die Möglichkeit haben, Ihre Kraft zurückzugewinnen – eine schöne Vorstellung!

Der Po bleibt locker

Sie haben anhand der Bilder (auf den Seiten 14 ff.) genau gesehen, was der Beckenboden nicht ist: nämlich die Gesäßmuskulatur. Diese ist wesentlich größer und sitzt außen,

gut zu fühlen und zu sehen. Immer wieder wird gesagt, dass es reicht, diese Muskulatur anzuspannen. „Dann macht der Beckenboden schon mit!" Das ist falsch. Der Beckenboden wird in diesem Fall lediglich komprimiert. Wir haben gesehen, wie wichtig es ist, die Muskelfasern direkt anzuspannen. In Notsituationen lässt sich die Gesäßmuskulatur zusätzlich einsetzen, da Verbindungen zur inneren Beckenbodenmuskulatur bestehen.

Und zwei andere gängige Meinungen möchte ich noch aus der Welt schaffen:

- Popokneifen macht einen hübschen Po! – Nein, um einen knackigen Po zu bekommen, sind andere Übungen hilfreich (Seite 81).
- Pipistopp-Übungen sind das Mittel der Wahl. – Nein, die gab es früher: Heute wissen wir aufgrund von Studien, dass wir durch häufiges Anhalten des Urinstrahls die Schließmuskelfasern schädigen. Deshalb sollten diese Übungen der Vergangenheit angehören. Natürlich ist es aber erlaubt, gelegentlich einmal auszuprobieren, den Urinstrahl zu stoppen, um den Harnröhrenschließmuskel zu fühlen.

Was Sie beim Üben beachten sollten

Grundsätzlich darf nichts wehtun! Üben Sie nur so, wie es Ihnen persönlich angenehm und richtig erscheint. Falls Sie wegen einer Erkrankung in Behandlung sind, sollten Sie zuvor mit Ihrem Arzt, Ihrer Physiotherapeutin oder im Falle einer bestehenden Schwangerschaft mit Ihrer Hebamme sprechen. Ihre normale tägliche Trainingseinheit wird je nach Testergebnis 10 bis 30 Minuten dauern. Sollten Sie keinen Test gemacht haben, suchen Sie sich bitte aus jeder Farbe eine Übung aus.

Farbe	Übungsgruppe
Blau	Übungen zur Wahrnehmung des Beckenbodens
Orange	Übungen zur Kräftigung der langsamen Muskelfasern
Grün	Übungen zur Kräftigung der schnellen Muskelfasern

Dazu kommen dreimal pro Woche 15 Minuten Übungen für die umgebende Muskulatur aus dem Bodystyling-Programm (Seite 70) sowie einmal am Tag die Übung Kontrollhand (Seite 73). Diese führen Sie anfangs in der Seitenlage und dann im Vierfüßlerstand aus und später, wenn Sie Ihnen in Fleisch und Blut übergegangen ist, in jeder beliebigen Position. Also auch morgens beim Zähneputzen im Stehen etc.

Achtung

Frauen mit einer starken Senkung der Gebärmutter, der Blase oder des Darms üben die Wahrnehmungsübungen nicht in der normalen Rückenlage, sondern in der sogenannten unterlagerten Rückenlage. Legen Sie sich ein dickes Kissen unters Becken und platzieren Sie Ihre Beine im 90-Grad-Winkel auf einem Stuhl.

12 Wochen, die gut geplant werden wollen

Sie sollten sich, bevor Sie mit dem Training beginnen, einen genauen Plan machen:

- Wann am Tag trainiere ich? Ist es morgens nach dem Aufwachen geschickt? Oder nehme ich mir jeden Abend ab sofort eine Viertelstunde Zeit für mich?
- An welchen drei festgelegten Tagen in der Woche kann ich zusätzlich 15 Minuten etwas für die umliegenden Muskeln zu tun?
- Wohin könnte ich Markierungen wie Klebepunkte setzen, damit sie mir helfen, mich auch zwischendurch mal an den Beckenboden zu erinnern?

Wundern Sie sich nicht über die vielen Bilder, mit denen ich arbeite. Da der Beckenboden so schwer zugänglich ist, vereinfacht die Vorstellungskraft das Üben. Manche Bilder mögen Ihnen komisch oder fremd vorkommen. Es stehen aber immer mehrere Bilder zur Auswahl, sodass Sie Ihr Bild sicher finden werden. Bitte denken Sie daran, dass es sich bei diesem intensiven Training lediglich um zwölf Wochen Ihres Lebens handelt! Und die verbrachte Zeit ist nicht verloren, sondern Sie bekommen etwas Tolles dafür: die Kraft in Ihrer Mitte.

Tipp

Und bevor es losgeht! Üben Sie immer mit etwas weniger Kraft, als Sie denken! Bitte beherzigen Sie diesen Tipp von mir. In vielen Kontrollen mit dem Ultraschallgerät haben wir gesehen, dass eine zu kräftige Anspannung der Muskulatur die Organe eher nach unten drückt. Das ist eine frustrierende Erfahrung: Man denkt: „Nun übe ich so viel und stark" und dann sieht man, dass sich aber in Wirklichkeit der Beckenboden beim Üben absenkt, anstatt sich anzuheben. Also eher ¾ Kraft voraus: kein Beckenboden-Bodybuilding, sondern immer ein angenehmes Beckenbodentraining!

Training für Schwangere

Konzentrieren Sie sich auf die blau gekennzeichneten Wahrnehmungsübungen. Sie können auch alle anderen Übungen ausprobieren, aber alle sehr sanft. Lesen Sie bitte vorsichtshalber vor dem Üben das Kapitel über die Schwangerschaft (Seite 117).

Einige Übungen, die eigentlich für die Rückenlage beschrieben sind, können Sie auch in der Seitenlage machen oder weglassen, wenn Ihr Bauch sich schon zu schwer anfühlt. Falls sich Schwindel und Herzrasen bemerkbar machen (Vena-Cava-Syndrom), brechen Sie die Übung sofort ab.

Verzichten Sie auf folgende Übungen:

- Üben mit dem Luftballon (Seite 60)
- Kleine Meditation (Seite 46)
- Beine an der Wand (Seite 52)
- Übungen in Bauchlage und im Päckchensitz (Seite 54 und 88 ff.)
- Bauchmuskelübungen. Für die Bauchmuskeln machen Sie nur die Kontrollhand (Seite 73) und die sehr schöne Übung „Ich halte meine Organe bzw. mein Baby" (Seite 62). Nach der Schwangerschaft können Sie dann auch mit den anderen Übungen loslegen – vorausgesetzt, Ihr Beckenboden kann gegenhalten!

Als Entlastungslage nehmen Sie nur die Knie-Ellenbogen-Lage (Seite 97) ein. Wunderbar in der Schwangerschaft sind die Dehnübung Außenrolle (Seite 85) und alle Kräftigungsübungen für die Hüftmuskulatur (Seite 81), da diese Muskulatur sich in den neun Monaten gerne vollständig verabschiedet.

Nach einer Entbindung

Beginnen Sie mit den Wahrnehmungsübungen und gönnen Sie Ihrem Beckenboden dabei ganz viel Zeit, wieder fühlen zu lernen. Jetzt steht die Beckenboden-Reha im Vordergrund! Also: entlasten, wann und wo es nur geht. Und dann pirschen Sie sich langsam an die anderen Übungen heran.

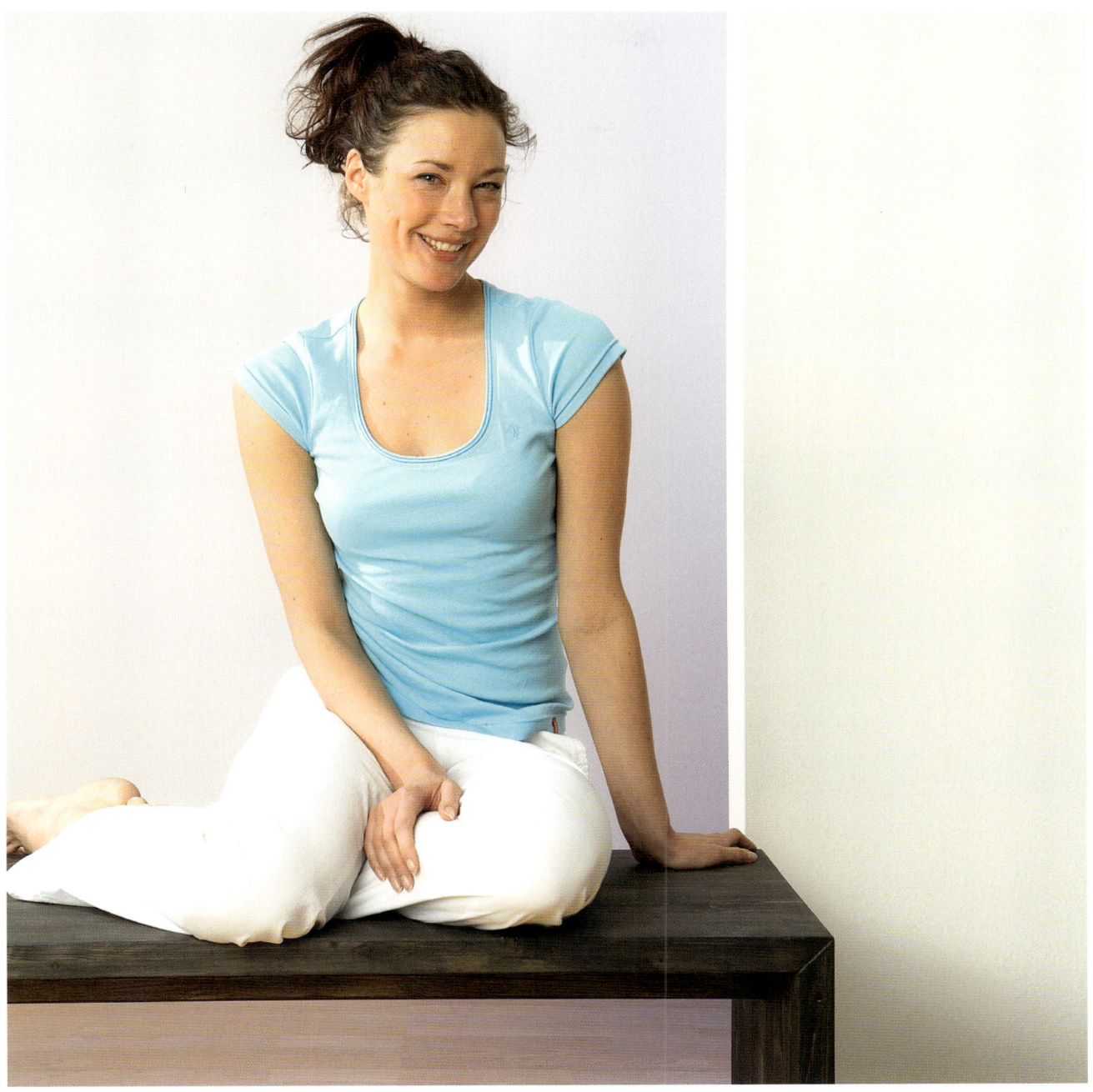

❯❯ Übungen zur Wahrnehmung – Gefühl für den Beckenboden entwickeln

Anfangs verlangen die Wahrnehmungsübungen für den Becken-boden ungewöhnlich viel Konzentration. Sehen Sie das Positive darin: Sie schulen die Konzentrationsfähigkeit Ihres Gehirns.

Ständig rauscht eine ganze Flut von Gedanken durch unse-ren Kopf. Indem Sie sich in Ihren Körper hineindenken, können Sie diese Flut unterbrechen – eine prima Möglichkeit, für einen kleinen Moment Abstand zum Alltag zu gewinnen! Mit jedem Mal Üben wird Ihnen das leichter fallen, sodass Sie sich gleichzeitig immer besser entspannen können. Die Übungen lassen die Ener-gien fließen. Endlich schenken Sie sich Aufmerksamkeit und nicht anderen.

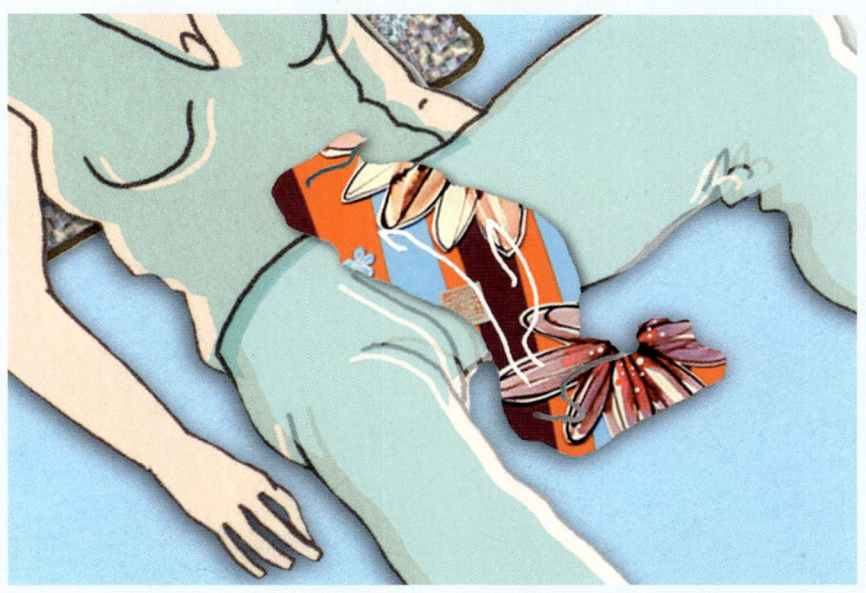

▲ Das Bild des leichten Tuches soll Ihnen helfen, Gefühl für Ihre Muskulatur zu entwickeln.

WISSEN

Übungen in der Rückenlage

Der Kopf ruht bequem auf einem Kissen, die Beine sind mit einer Rolle oder Ähnlichem unterlagert. Decken Sie sich zu, damit Ihnen nicht kalt wird. Vor dem eigentlichen Hinfühlen zum Beckenboden steht das Entspannen des ganzen Körpers. Lassen Sie los, die Arme und Beine werden ganz schwer, breit und warm. Das Gesäß sinkt ein. Die Bauchdecke ist weich und warm und gibt viel Platz zum Atmen. Der Atem fließt. Sie beobachten Ihre Atmung, wie sie kommt und geht. Verfolgen Sie gedanklich den Weg Ihres Atems, zuerst in die Brust, später in den Bauch, dann bis nach unten zum Beckenboden hin.

Tipp:
Atmen Sie vor jedem Üben bewusst dreimal ein und aus und versuchen Sie, während des Ausatmens die Spannung, die noch in Ihnen steckt, bewusst zu lösen (auszuatmen).

Das Tuch

- Stellen Sie sich vor, dass Sie unbekleidet sind und dass zwischen Ihren Beinen (quasi von außen auf Ihrem nackten Beckenboden) ein hauchdünnes, kostbares Seidentuch liegt. Es ist ganz leicht. Fühlen Sie, was dieses Tuch beim Atmen macht: Bewegt es sich oder ist es fest?
- Probieren Sie, es beim Einatmen nach außen und beim Ausatmen nach innen schwingen zu lassen: sanft, ohne Anstrengung. Sie unterstützen dabei die Bewegung Ihres Beckenbodens, der durch das Zwerchfell beim Einatmen leicht nach außen und beim Ausatmen leicht nach innen geht.
- Konzentrieren Sie sich auf die Muskulatur Ihrer Scheide. Beim nächsten Ausatmen stellen Sie sich vor, wie die Scheide ganz vorsichtig dieses Tuch in sich hineinzieht, um es beim Einatmen wieder wegschwingen zu lassen. Hin und her. Dann probieren Sie, diese Bewegung unendlich vorsichtig mit Ihrer Scheide zu machen. Hin und her.

Dauer: 2 Minuten oder länger

41

▶ Übertragen Sie die Kraft der Finger auf Ihre Scheidenmuskulatur.

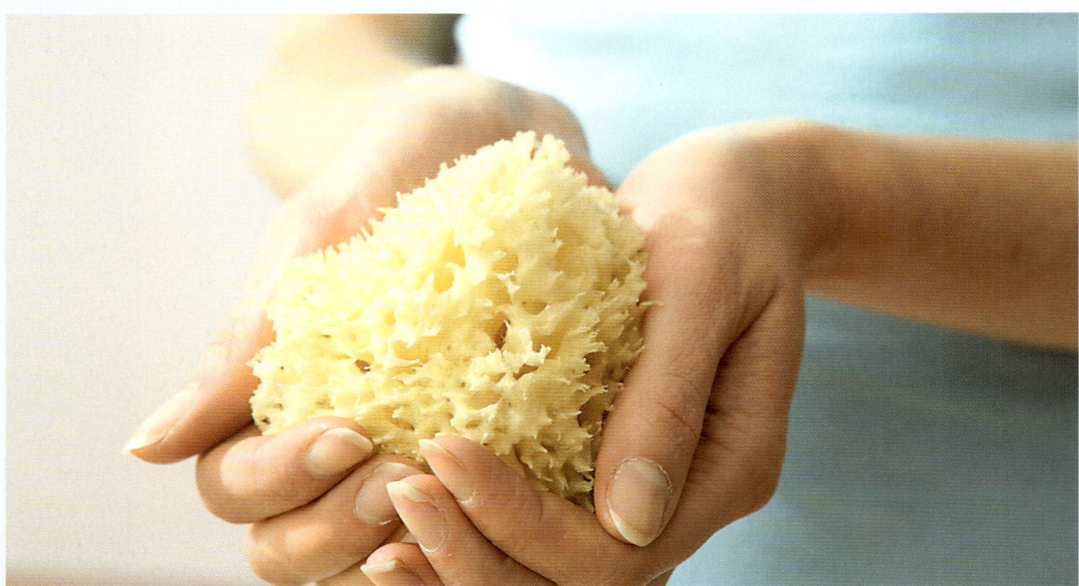

Der Schwamm

- Mit Ihren Gedanken sind Sie jetzt im Bereich der Scheide und stellen sich vor, dass Sie dort einen Schwamm in einer angenehmen Größe hineinlegen. Nun achten Sie wieder auf Ihre Atmung. Stellen Sie sich vor, dass der Schwamm beim nächsten Einatmen mit warmem Wasser vollläuft und dabei größer und schwerer wird, beim Ausatmen geht das Wasser wieder heraus, der Schwamm wird klein, leicht und schrumpelig.

Bleiben Sie zunächst einige Atemzüge nur bei der Vorstellung.
- Dann helfen Sie mit Ihrer Scheidenmuskulatur mit: sanft, aber bestimmt, rundherum. Wie mit einer oder zwei gedachten Händen drücken Sie den Schwamm rundherum aus. Versuchen Sie dabei dreidimensional zu denken.
- Das Gleiche probieren Sie ebenso mit dem Schnürmuskel der Harnröhre und dem Schnürmuskel des

Afters. Passen Sie die Größe des Schwamms der jeweiligen Öffnung an und beobachten Sie dabei auch wieder den Rest Ihres Körpers, der dabei seine Ruhe haben darf!

Dauer: z. B. pro Öffnung 4-mal vorstellen, 6-mal probieren.

Eselsbrücke: Ausatmen und Anspannen gehören zusammen!

◄ Sich die Beckenboden-
muskulatur als Gum-
miband vorzustellen,
kann das Anspannen
erleichtern..

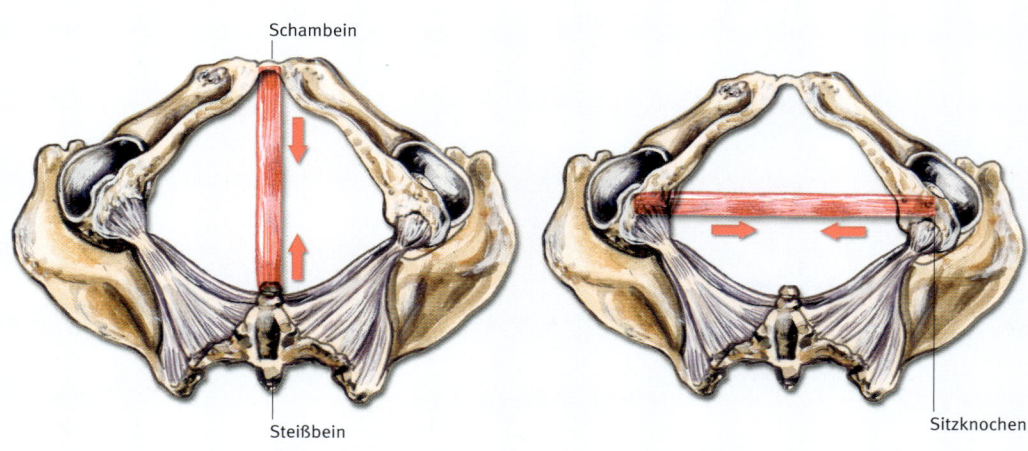

Schambein

Steißbein

Sitzknochen

Kreuzpunkte

Vor dieser Übung drücken Sie mit Ihren Fingerspitzen sehr kräftig auf Ihr
Scham- und Steißbein. Dann entspannen Sie wie gewohnt. Wenden Sie Ihre
Gedanken nun diesen Knochen zu.

Ein Gummiband von vorn nach hinten
- Zuerst beginnen Sie mit dem
  Schambein vorne und dem Steiß-
  bein hinten. Stellen Sie sich vor, wie
  Ihre Beckenbodenmuskeln diese
  Knochen verbinden.
- Anstelle Ihrer Muskeln stellen Sie
  sich nun ein dickes, rotes, elastisches
  Gummiband vor. Stellen Sie sich vor,
  dieses Band verkürzt sich, sodass der
  Abstand zwischen beiden Knochen
  einige Millimeter kleiner wird.

- Dann probieren Sie wirklich, dieses
  Band zu verkürzen. Langsam und
  genüsslich, dann geht es genauso
  langsam zurück in die Ausgangsposition (das ist schwer!).

Dauer: 1 bis 2 Minuten oder so lange,
bis die Übung nicht mehr so fremd ist.

Ein quer verlaufendes Gummiband
- Dann wenden Sie sich den Sitzbein-
  knochen zu, legen die Hände von
  außen an den Po und drücken mit
  Ihren Fingerspitzen auf die Sitzknochen (vielleicht müssen Sie sie
  etwas suchen). Stellen Sie sich die
  Muskeln vor, die diese beiden Punkte verbinden, also die quer laufende

Muskulatur des Beckenbodens.
- Ersetzen Sie diese Muskulatur wie
  schon zuvor durch ein dickes, rotes
  Gummiband. Stellen Sie sich jetzt
  vor, dass das Band von innen die
  Punkte aufeinander zubewegt. Dann
  probieren Sie es aktiv, verringern Sie
  den Abstand. Beobachten Sie dabei
  Ihre Gesäßmuskulatur, deren Hilfe
  Sie nicht benötigen.

Dauer: 1 bis 2 Minuten oder so lange,
bis die Übung nicht mehr so fremd ist.

Tipp zum richtigen Ausatmen: Verbinden Sie wieder das langsame Verkürzen des Bandes mit dem Ausatmen
oder atmen Sie so, wie es Ihnen gefällt.

▶ Nutzen Sie die Vorstellung eines Laserpunktes und heben Sie ihn in Ihrer Mitte hoch.

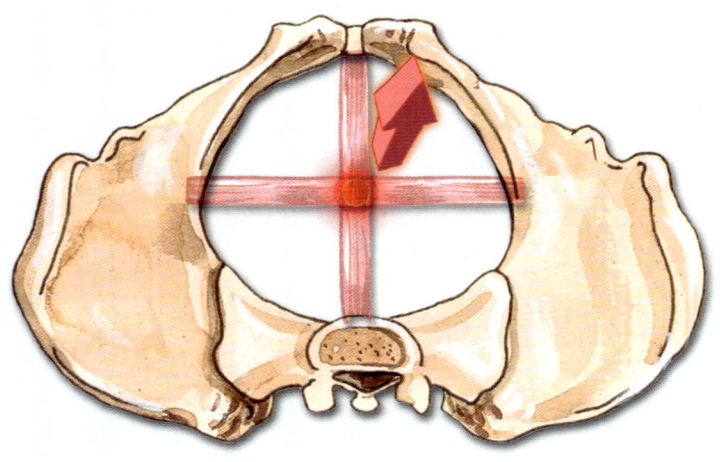

Laserpunkt

Spannen Sie nun gedanklich die beide roten Gummibänder aus der vorherigen Übung in Ihrem Beckenboden auf, also eines von vorne nach hinten und eines von der einen zur anderen Seite. Dort, wo sich diese beiden Punkte treffen, ist genau der Punkt, mit dem Sie jetzt üben. Stellen Sie sich ihn vor wie den Punkt eines Laserpointers. Mit diesem Punkt dürfen Sie jetzt spielen, dieser Laserpunkt soll Sie in Zukunft im Alltag begleiten. Nutzen Sie ihn als echten Energiebringer.

Was Sie mit dem Laserpunkt im Liegen machen können:

- Heben Sie ihn gerade hoch. Führen Sie ihn langsam hinunter. Wenn Sie mögen, kombinieren Sie die Bewegung wieder mit dem Atmen: Beim Ausatmen heben Sie den Punkt in sich hoch, beim Einatmen führen Sie ihn wieder herunter.
- Variieren Sie das Tempo: langsam hoch, schnell runter, schnell hoch, langsam hinunter. Das ist viel schwieriger, richtig?

- Heben Sie den Punkt nach rechts und links, kreisen Sie mit dem Punkt. Was macht Ihr Mund dabei?

Dauer: 1 bis 2 Minuten oder so lange, bis die Bewegung nicht mehr so fremd ist. Ihrer Fantasie sind dabei keine Grenzen gesetzt.

Die Sonne

- Stellen Sie sich vor, dass genau in der Mitte Ihres Bauches eine Sonne ist. Diese Sonne schickt ihre Strahlen beim nächsten Einatmen in alle Richtungen, der Bauchraum wird hell und warm. Beim Ausatmen ziehen sich die Sonnenstrahlen zurück und es wird wieder dunkel.

- Fühlen Sie mit Ihren Gedanken nach, wie Ihr Körper der Sonnenkraft nachgeben kann: Die Bauchdecke dehnt sich weit aus, die Taille wird weiter, die Rippenbögen heben sich, der Rücken bewegt sich zur Unterlage hin, der Beckenboden gibt Platz. Fühlen Sie die aufkommende Wärme, die auch bleibt, wenn die Strahlen verschwinden.

- Als zusätzliche kleine Übung können Sie Folgendes probieren: Versuchen Sie, der Sonne nicht nur Platz zu schenken, sondern suchen Sie sich Muskeln, die beim Ausatmen den Weg zu Ihrer Körpermitte zurück unterstützen können. Verändern Sie dabei nicht die Haltung Ihrer Wirbelsäule. Arbeiten Sie bewusst rundherum!

Dauer: 2 Minuten oder länger.

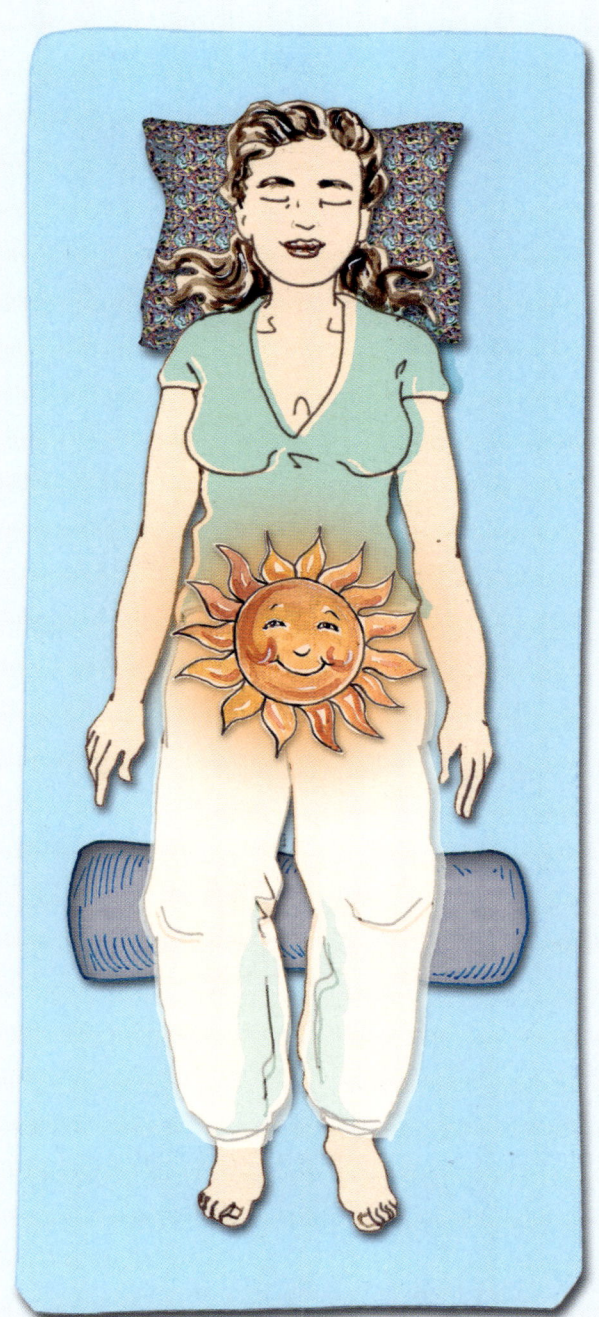

◄ Spüren Sie beim Anblick dieser lustigen Sonne bereits die Wärme im Unterleib?

▶ Mit einem einfachen Mittel wie einer Wärmflasche können Sie sich ein wohliges Gefühl in Ihrem Beckenboden verschaffen!

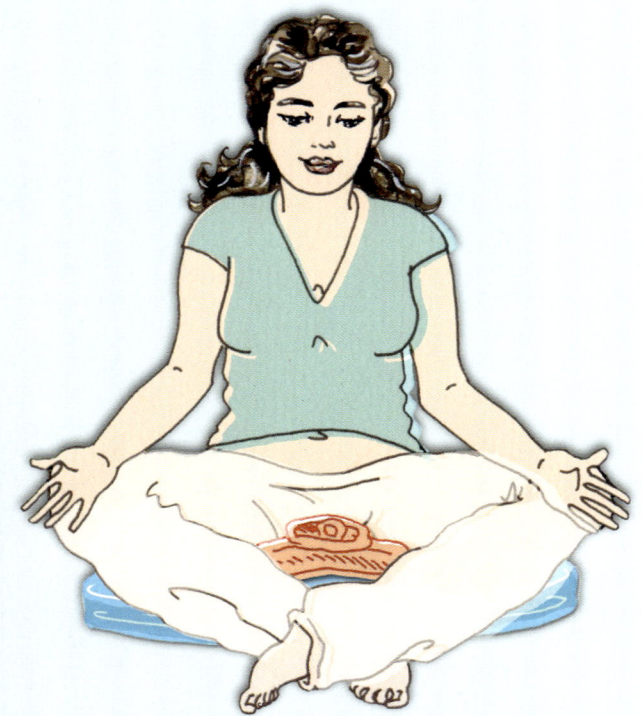

Kleine Meditation

Diese Übung ist nicht für Schwangere und Frauen während der ersten Tage der Menstruation geeignet.

Diese Meditation weckt Energien, Sie sollten sie deshalb nicht vor dem Schlafengehen anwenden. Sie bedarf einiger Übung, mit jedem Mal werden Sie andere Dinge spüren. Nutzen Sie sie für sich als Ihren persönlichen Kraftbringer. Wie lange Sie üben, bleibt Ihnen selbst überlassen.

▬ Setzen Sie sich im Schneidersitz auf eine nicht zu heiße (!) Wärmflasche (Achtung! Einfülltrichter zeigt nach vorn, hinteres Ende einmal nach unten umschlagen). Alternativ können Sie auch ein warmes Körnerkissen verwenden.
▬ Für ganz bewegliche Menschen eignet sich der Lotussitz, also beide oder einen Unterschenkel auf dem Oberschenkel überkreuzt. Zur Vorbereitung eignen sich entsprechende Dehnübungen (Seite 85).
▬ Bei Rücken- oder Hüftproblemen sitzen Sie auf einem kleinen, festen Kissen oder auf einem Hocker.
▬ Die nach oben geöffneten Hände ruhen auf Ihren Oberschenkeln. Die Schultern ruhen locker auf dem Brustkorb. Die Augen sind so, wie Sie es möchten, fixieren aber keinen bestimmten Punkt im Zimmer. Die Zungenspitze ruht am oberen Gaumen. Beobachten Sie, wie Ihr Atem fließt: Sie atmen durch die Nase ein und durch den jetzt leicht geöffneten Mund wieder aus. Wandern Sie mit den Gedanken Ihrem Atem hinterher: zuerst in den Nasen-Rachen-Raum, dann in die Luftröhre, dann in die Lungen, rechts und links. Stellen Sie sich die unendlich vielen Verästelungen Ihrer Lunge in alle Richtungen vor.

Direkt über Ihnen steht die Sonne
▬ und Sie atmen diese warmen, wunderbaren Sonnenstrahlen ein und verteilen sie in sich. Nach und nach breitet sich in Ihrem Körper wunderbare Wärme aus. Die Atmung

geht jetzt von ganz allein. Spüren Sie, wie Ihre Bauchdecke langsam immer mehr nachgibt. In Ihrem Mund hat sich vielleicht ein wenig Speichel angesammelt. Schlucken Sie davon ein Schlückchen hinunter und verfolgen Sie den Weg mit Ihren Gedanken ganz nach unten.

- Richten Sie nun Ihre Aufmerksamkeit auf Ihren Damm. Stellen Sie sich vor, wie Ihr Damm die Wärme der Wärmflasche aufnimmt. Wellenförmig tritt die Wärme bei jeder Ausatmung durch den Damm in Ihren Körper ein, verteilt sich bei der Einatmung im Körper und fließt aber nicht wieder hinaus. Die Wärme fließt langsam nach hinten zur Wirbelsäule, dann vielleicht in die Seiten, nach vorne, nach oben. Ver-

suchen Sie sich diesen Wärmefluss vorzustellen. Mit etwas mehr Übung findet die Wärme dann auch den Weg in alle Richtungen und Winkel. Die Wärme fließt beständig.

- Wenn Sie die Übung beenden möchten, verschließen Sie Ihren Damm, sodass keine Wärme entweichen kann und Ihnen nun als Energiequelle zur Verfügung steht. Räkeln Sie sich anschließend genüsslich.

Hinweis: Haben Sie das Gefühl, Ihr Beckenboden ist immer viel zu sehr angespannt? Auch dann ist diese Übung genau richtig! Sobald Ihnen diese Übung geläufig ist, können Sie sie auch ohne Wärmflasche durchführen und sich die Wärme nur denken!

Der Schmetterling (ohne Abbildung)

Diese Übung eignet sich gut zum Abschluss des täglichen Trainings als kleines Dankeschön für Ihren Beckenboden oder als Minutenentspannung in stressigen Zeiten und ist im Sitzen oder auch im Liegen durchzuführen.

- Schließen Sie die Augen. Stellen Sie sich einen warmen Sommertag vor, eine Blumenwiese und den Duft, den diese Wiese umgibt. Wenn Sie genau hinsehen, erblicken Sie viele Schmetterlinge, die hin und her-

fliegen. Suchen Sie sich einen aus und beobachten Sie, mit welcher Leichtigkeit sich seine Flügel bewegen. Hoch und herunter, ganz zart. Wie würde es sich anfühlen, wenn Ihr Beckenboden diesen Flügelschlag imitiert? Probieren Sie es aus:

- Versuchen Sie eine Weile zu fliegen, bis die Bewegung wie von selbst geht. Gucken Sie abwechselnd Ihrem Beckenboden und dem Schmetterling zu. So wie Sie gerade möchten, fliegen Sie länger oder kürzer. Die

Kraft, die Sie dafür brauchen, ist nicht größer als die, die auch der Schmetterling benötigt. Dann lassen Sie den Schmetterling am Horizont verschwinden und atmen noch einmal den Duft der Sommerwiese ein und kehren mit neuer Kraft zurück.

Dauer: 1 bis 2 Minuten.

► Übertragen Sie so viel Kraft, wie Sie benötigen, um ein Reiskorn mit Ihren Fingern hochzuheben, auf Ihre Schließmuskulatur!

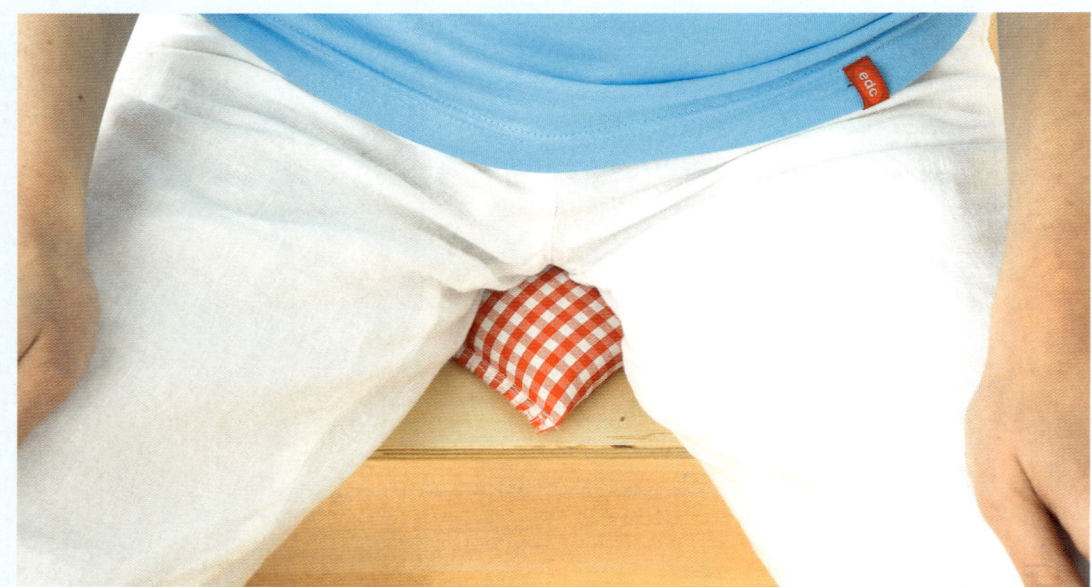

Sitz auf dem Reiskissen

Das Reiskissen dient als Wahrnehmungshilfe und lässt sich leicht aus 200 g Reis und 2 Stück Stoff (15 × 15 cm) selbst nähen. Einfache Version: Tiefkühlbeutel mit 200 g Reis füllen und gut (!) verschließen.

Setzen Sie sich bei aufrechter Wirbelsäule auf das Reiskissen (eine Spitze zeigt nach vorn), die höchste Stelle dort, wo Sie es spüren wollen, also dort, wo Ihr Schwachpunkt ist: Scheide, Harnröhre oder Anus. Schließen Sie die Augen, gehen Sie mit Ihrer Atmung in den Beckenraum und stellen Sie sich

bildlich diesen Reisberg (ohne Hülle) vor, auf dem Sie nun in der Vorstellung nackt sitzen. Versuchen Sie spielerisch, mit dem jeweiligen Schnürmuskel ein (oder mehrere) Reiskörner

- hochzusaugen,
- nach rechts und links zu legen,
- zu schaufeln,
- zu schlucken.

Stellen Sie sich die jeweilige Bewegung zunächst nur vor. Dann probieren Sie sie ganz sanft.

Dauer: etwa 2 Minuten.

Tipp: Das Reiskissen ist das ultimative Hilfsmittel, um den hinteren Schließmuskel zu trainieren, beispielsweise bei Problemen, Wind und Stuhl zu halten – was häufig nach einem großen Dammriss bei der Geburt der Fall ist! Auch im Alter wird dieser Muskel gerne schlapp. Wichtig: Er braucht das regelmäßige Üben. Planen Sie zweimal täglich dafür 2–5 Minuten ein – es lohnt sich!

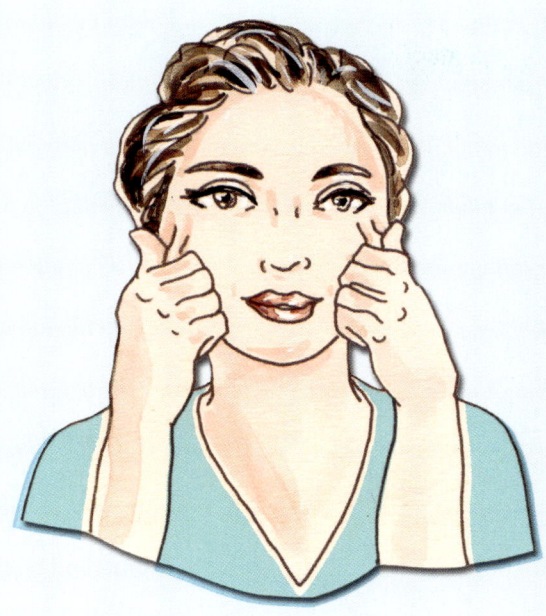

◄ Eine Übung, zwei Effekte: Lockern Sie die Kiefermuskulatur, entspannt sich auch Ihr Beckenboden!

Lächeln mit Mund und Beckenboden

Zwischen Mund und Beckenboden bestehen enge reflektorische Verbindungen. Hebammen wissen das aus dem Kreißsaal. Ist der Mund locker, ist auch der Beckenboden locker, sodass das kindliche Köpfchen leichter durchtreten kann. Wenn sich die Mundmuskulatur der Gebärenden löst, kommt es auch zu einer Entspannung des Beckenbodens. Deshalb gehört die bewusste Mundbodenlösung unbedingt in die Geburtsvorbereitung.

Wir sehen dieses Phänomen ebenfalls in der Praxis: Viele Patientinnen mit einem sogenannten spastischen Beckenboden haben Probleme im Bereich der Kiefergelenke. Manche gehören auch zu den sogenannten nächtlichen Knirschern. Umgekehrt können wir diese Reflexzonen ebenfalls nutzen: Beispielsweise gibt es hinter den vier oberen und unteren Schneidezähnen reflektorische Verbindungen zum Urogenitalsystem. Um einen starken Harndrang aufzuschieben, hat es sich auch bewährt, die Zunge an der Rückseite der Schneidezähne entlang zu bewegen beziehungsweise mit ihr Druck auf den Gaumen auszuüben – so als ob Sie ein Bonbon lutschen würden. Ihnen wird beim Ausprobieren aller Beckenbodenübungen auch auffallen, wie häufig Ihr Mund mitmacht. Stellen Sie sich vor, dass an der Innenseite Ihrer oberen und unteren Schneidezähne eine Schicht klebriges Karamell festhängt. Diese Schicht versuchen Sie mit der Zunge gründlich zu entfernen.

Wangen auflockern

- Legen Sie Daumen und Zeigefinger unterhalb der Wangenknochen auf die Kiefergelenke. Massieren bzw. kneten Sie das Gewebe bis hinunter zu den Mundwinkeln kräftig durch – etwa eine Minute lang. Danach die Wangenpartie von oben nach unten zehnmal sanft ausstreichen.
- Streichen Sie mit der Zunge kräftig über alle Zähne: oben außen, unten außen, oben innen, unten innen. Drücken Sie fest an den oberen Gaumen, dann lösen und nachfühlen.

Eine Verbindung schaffen

Alle Bewegungen machen Sie erst mit dem Mund, dann mit dem Beckenboden:
- Imitieren Sie mehrmals die weiche Bewegung mit dem Mund, die Sie machen, wenn Sie einen kostbaren Lippenstift aufgetragen haben.
- Küssen Sie in die Luft: lieb, kräftig, sanft etc.
- Tun Sie so, als ob Sie an einer Flasche saugen, oder saugen Sie an Ihrem Daumen.
- Tun Sie so, als ob Sie durch einen Strohhalm trinken.
- Tun Sie so, als ob Sie eine Kerze ganz langsam, aber eben doch nicht wirklich auspusten wollen (Beckenboden geht zart und langsam hoch).
- Lächeln Sie!

» Übungen zur Kräftigung der langsamen Muskelfasern

Der Hauptteil des Beckenbodens besteht aus langsamen Muskelfasern. Wenn sie schwach sind, können Probleme wie ein Durchhängegefühl entstehen, den Organen fehlt der richtige Halt, im Beckenboden kann ein Druck entstehen und der Rücken schmerzt. Diese Schwierigkeiten nehmen meist ab der Tagesmitte zu, wenn die allgemeine Kraft sowieso nachlässt.

Führen Sie diese Übungen in Ruhe aus und wiederholen Sie sie wie in Ihrem Trainingsplan angegeben. Dosieren Sie dafür Ihre Kraft, sodass Sie nicht gleich nach der ersten Übung völlig k. o. sind, sondern noch etwas durchhalten können. Alle Übungen dürfen eine Herausforderung für den Körper sein, aber nicht wehtun!

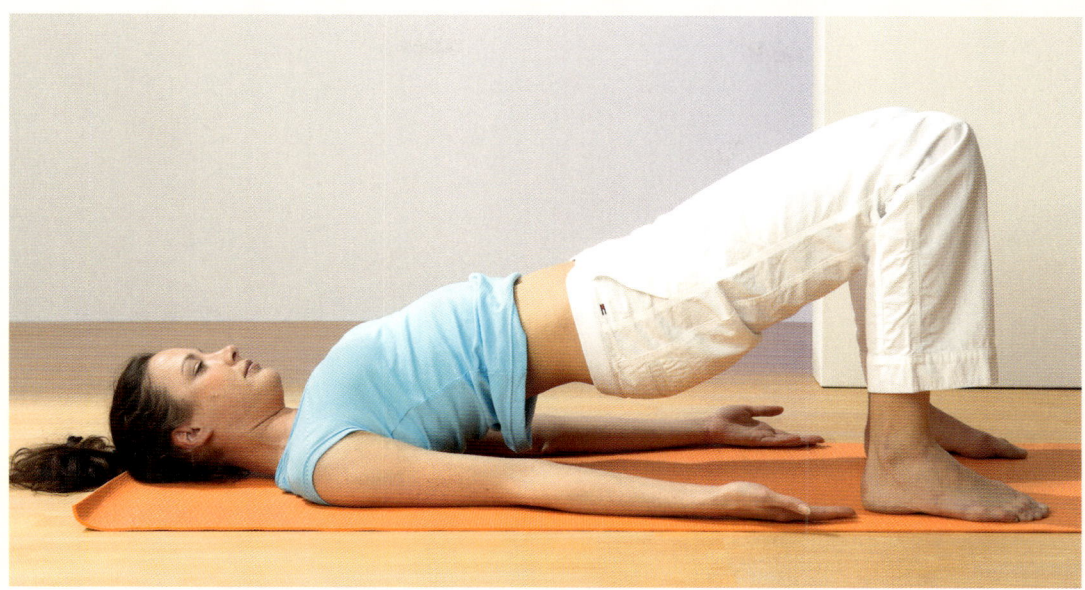

◄ Versuchen Sie zu spüren, wie Ihre Unterleibsorgane durch diese Position wunderbar entlastet werden.

Beckenbodenbrücke

- Stellen Sie die Füße beckenbreit auf. Die Arme liegen neben dem Körper, die Handinnenflächen zeigen nach oben. Beobachten Sie Ihre ruhige Atmung. Mit dem darauffolgenden Ausatmen schließen Sie Ihre Scheide, beim Einatmen lösen Sie die Spannung wieder. Das wiederholen Sie einige Male.
- Dann beginnen Sie beim nächsten Ausatmen und Schließen gleichzeitig den untersten Lendenwirbel nach oben hochzurollen, dort einen Moment zu halten und beim nächsten oder übernächsten Aus-

atmen wieder herunterzurollen. Beim nächsten Mal heben Sie die zwei untersten Wirbel ab, dann drei, dann vier.

Dauer: Solange Sie es schaffen, gleichzeitig weiterzuatmen und die Spannung des Beckenbodens zu halten.

Einige Hinweise:
- Stellen Sie sich Ihre Wirbelsäule elastisch vor: Die Wirbel sind wie Perlen an einer Schnur aufgereiht und Sie können immer eine Perle nach der anderen abheben. Wie

weit kommen Sie? Vielleicht irgendwann bis zwischen die Schulterblätter? Sie werden merken, dass Ihre Wirbelsäule mit jedem Mal Üben elastischer wird.
- Sollten Sie Schwierigkeiten mit der Atmung haben: Atmen Sie unabhängig vom Üben weiter!
- Anstatt: „Schließen Sie Ihre Scheide!", könnte ich genauso sagen: „Schnüren Sie Ihre Scheide zu!" oder „Ziehen Sie Ihren Damm in sich hinein!" Finden Sie das Bild, was für Sie persönlich am besten passt und Ihnen am leichtesten fällt.

▶ Völlige Entlastung nach der Anspannung: Diese Position nimmt den Druck der Organe und sorgt für eine optimale Entlastung des Beckenbodens.

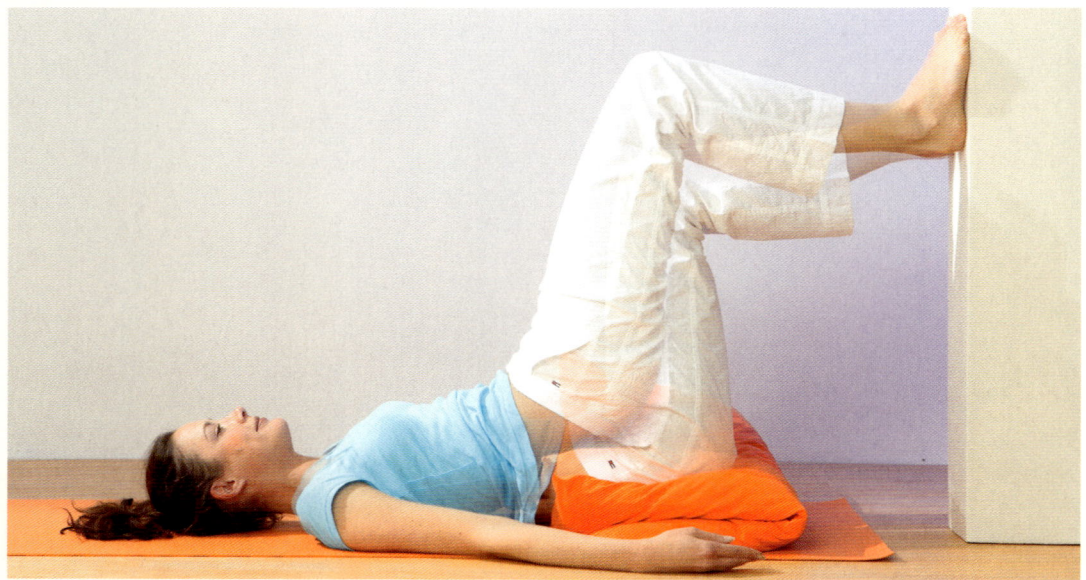

Beine an der Wand

- Lehnen Sie Ihre Füße an die Wand, sodass Ihre Hüften und Knie ungefähr einen rechten Winkel bilden. Stützen Sie Ihr Becken von unten mit einem Kissen oder Ballkissen.
- Stellen Sie sich Ihren Beckenboden in dieser Lage vor. Kein Gewicht belastet ihn, er fällt nahezu in Sie hinein.
- Beim nächsten ruhigen Ausatmen schnüren Sie Ihre Scheide zu und heben Ihr Becken dabei ein Stückchen hoch. Dann kommen Sie wieder hinunter und entspannen. Versuchen Sie, nach und nach das Becken weiter hochzuheben. Sie können es gern auch oben halten und dabei zwischendurch den Be-

ckenboden entspannen. Kommen Sie nur so weit hoch, wie es für Sie in der Brust- und Halswirbelsäule angenehm ist.
- Drücken Sie sanft eine Ferse in die Wand. Wiederholen Sie diese Bewegung, aber aktivieren Sie vorher sanft Ihren Beckenboden. Wechseln Sie zur anderen Ferse. Dann machen Sie die Bewegung nur mit dem Beckenboden, so „als ob".

Dauer: Wenn die Bewegung sitzt, gehen Sie mit dem Beckenboden los. Langsam, schnell, wie es Ihnen Spaß macht. Trainieren Sie Ihren Beckenboden, indem Sie sich eine genaue Strecke vornehmen: 20 Schritte, 50 Schrit-

te oder 100 Schritte, wie viel Sie schaffen. Versuchen Sie mitzuzählen und durchzuhalten.

Belohnung zum Schluss:
- Heben Sie Ihr Gesäß, so hoch es geht, ziehen Sie das (Ball-)Kissen weg und legen Sie langsam Wirbel für Wirbel – auch in der unteren Wirbelsäule – auf den Boden zurück. Genießen Sie dabei den neuen Bewegungsraum und das neue Gefühl im Becken, wenn das Gesäß wieder liegt.

Hinweis: Diese Übung dürfen Sie nicht bei Schulter-, Nacken-und HWS-Problemen und während der Schwangerschaft machen!

52

Der lange Oberkörper

- Die Hände umfassen die Knie. Vorbereitend fühlen Sie Ihre Sitzknochen nach, indem Sie damit auf der Stelle spazieren gehen, hin- und herrollen und das Gewicht verlagern. Finden Sie den höchsten Punkt Ihrer Sitzknochen und pendeln Sie sich darauf ein.

- Stellen Sie sich Ihren Mittelscheitel vor. Diesen Scheitel richten Sie nun langsam und ruhig zur Decke. Spüren Sie, wie der Abstand zwischen Ihren Wirbeln größer wird und Sie den Abstand zwischen Sitzknochen und Scheitel vergrößern. Wachsen Sie genüsslich aus sich heraus. Heben Sie Ihren Damm hoch und verschließen Sie Ihren Beckenboden. Halten Sie diese Spannung über einige Atemzüge, dann lassen Sie los. Heben Sie wieder den Damm hoch und verschließen Sie Ihren Beckenboden. Schließen Sie auch Ihren Bauch, ohne dabei Ihren Rücken zu verändern (ziehen Sie den Bauchnabel nach oben/hinten). Neigen Sie sich nun bei gleichem Abstand zwischen den drei Punkten nach hinten und spüren Sie, wie der Beckenboden gegen den von oben kommenden Druck halten muss. Atmen Sie weiter, Ihr Brustbein streckt sich dabei nach vorn. Sie werden spüren, wann Ihr Beckenboden nicht mehr halten kann. Gehen Sie dann rechtzeitig zurück und lösen Sie die Spannung.

- Schaukeln Sie in Ihrem langen Dreieck. Wenn Sie nach vorn gehen, darf der Beckenboden entspannt sein;

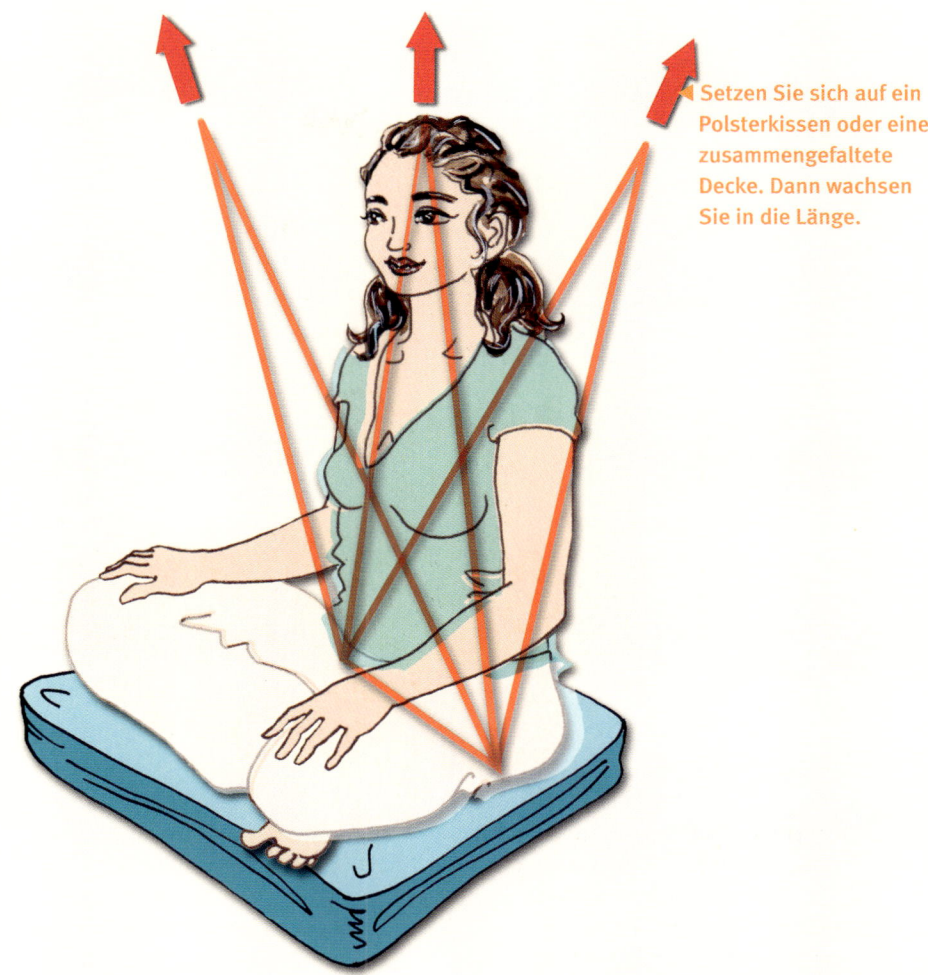

Setzen Sie sich auf ein Polsterkissen oder eine zusammengefaltete Decke. Dann wachsen Sie in die Länge.

wenn Sie nach hinten gehen, soll er reagieren, ebenso wie die Bauchmuskulatur.

Dauer: Mindestens viermal hin und her.

- Prägen Sie sich den Abstand zwischen Sitzknochen und Scheitel ein. Dieser Abstand bleibt wieder gleich.

Neigen Sie sich langsam nach vorne, bis Sie eine Dehnung (Brustwirbelsäule, Po) verspüren. Halten Sie die Dehnung über einige Atemzüge, so wie es für Sie angenehm ist. Kommen Sie zurück und lockern Sie sich.

Tipp: Bei Knie-, Hüft- und Rückenproblemen können Sie auch im Langsitz mit leicht angewinkelten Beinen sitzen

▶ Spielen Sie im Rhythmus der Atmung mit Ihrem Beckenboden!

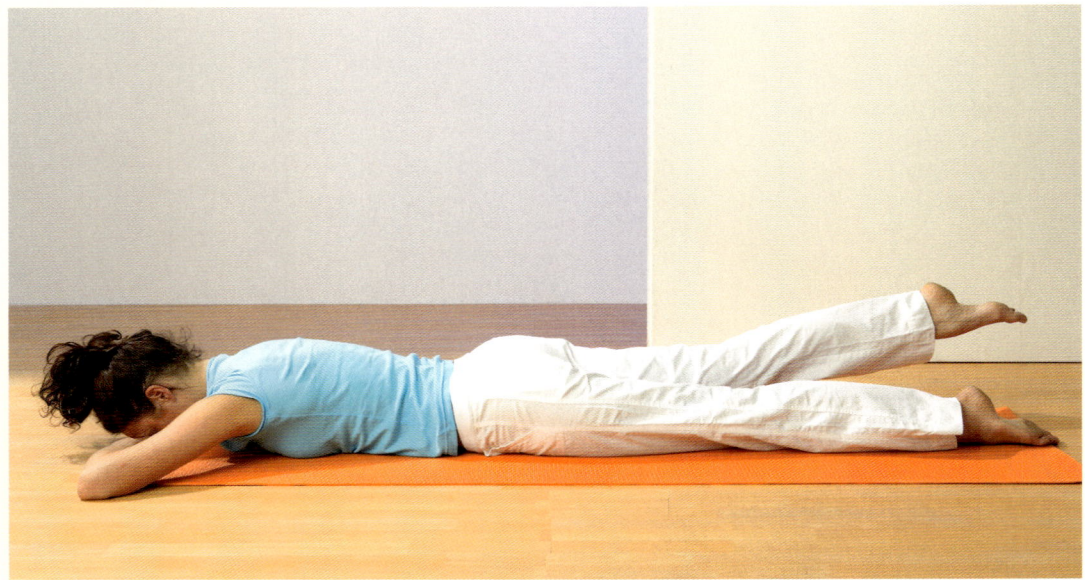

Langes Bein

- Legen Sie Ihre Hände unter die Stirn. Atmen Sie ruhig ein und ruhig auf „CH" aus, einige Atemzüge lang. Sie erinnern sich: Durch Ausatmen, ganz besonders auch durch eine Lippenbremse, zieht das Zwerchfell den Beckenboden schön hoch. Beim Ausatmen auf „CH" den Beckenboden sanft schnüren und die Schambeinkante Richtung Bauchnabel ziehen bzw. in den Boden hinunterdrücken.

- Beim Einatmen lassen Sie den Beckenboden weit werden. Versuchen Sie mit ihm zu spielen: Schnüren Sie einmal einige Atemzüge um die Scheide herum, einige Male um die Harnröhre, dann um den Anus. Schieben Sie beim Ausatmen ein Bein ganz weit nach unten hinaus, dann einige wenige cm abheben, das Becken bleibt dabei liegen. Diese Übung ist sehr gut dafür geeignet, Ihren Afterschließmuskel zu trainieren.

- Auch gut mit einem Keilkissen (dickes Ende unter die Hüften, schmales Ende unter das Schambein).

Dauer: Über ein bis drei Atemzüge Beckenbodenspannung und Bein oben halten, dann beim Ausatmen wieder ablegen, Spannung lösen. Dreimal eine Seite, dann Seite wechseln.

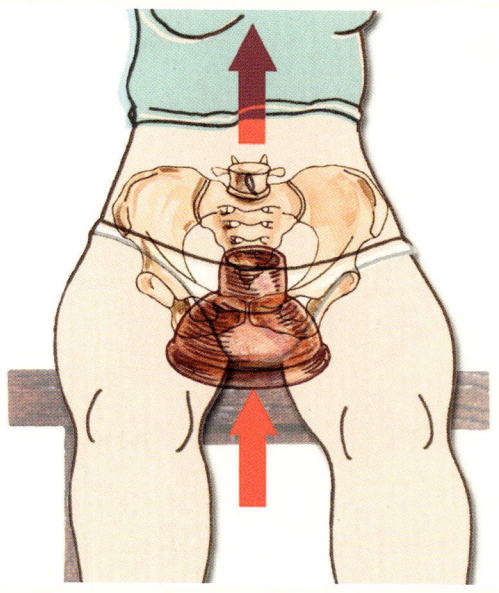

◀ Lernen Sie zu spüren, wie viel Kraft Sie zwischen Ihren Beinen entwickeln können.

Der Saugnapf

- Stellen Sie sich einen Saugnapf vor, auf dem Sie aufrecht und mittig sitzen. Er ist so beschaffen, dass er den Platz zwischen Ihren vier Knochen ausfüllt und nun Ihren Beckenboden ersetzt. Er saugt sich an der Sitzfläche fest und versucht, langsam die Sitzfläche hochzuheben. Zählen Sie beim Hochsaugen bis drei, dann senkt sich der Saugnapf wieder ab, dabei versuchen Sie, bis sechs zu zählen.

- Wundern Sie sich nicht, wie schwer das geht: Die Muskulatur vollbringt hier Höchstleistung!

Dauer: Sechsmal probieren. Wiederholen Sie am nächsten und übernächsten Tag die Übung und steigern Sie jeweils die Anzahl.

Tipp: Immer ruhig weiter atmen!

WISSEN

Übungen im Sitzen

Setzen Sie sich aufrecht auf einen Hocker oder Stuhl mit sehr fester, gerader Sitzfläche, die Beine etwas mehr als hüftbreit geöffnet, Knie und Hüften im rechten Winkel, Hände liegen auf den Oberschenkeln.

Kreuzpunkte im Sitzen

Erinnern Sie sich an die Übung, die Sie schon in Rückenlage gemacht haben (Seite 43). Im Sitz funktioniert sie auch gut und wir können sogar noch unsere tiefe Muskelschicht dabei trainieren.

Ein Gummiband von vorn nach hinten

- Beginnen Sie mit dem kurzen Warmreiben oder Drücken Ihres Schambeines, des Steißbeines und „ruckeln" Sie ein paar Mal auf den beiden Sitzknochen hin und her (wenn Sie später mehr Übung haben, entfällt das). Setzen Sie sich aufrecht hin.
- Stellen Sie sich den Abstand und die Muskulatur zwischen Ihrem Scham- und Steißbein vor. Ersetzen Sie diese Muskulatur durch ein dickes, rotes, elastisches Gummiband. Dieses Gummiband zieht sich nun so zusammen, als ob beide Knochen aufeinander zuwandern könnten. Dann wandern sie wieder auseinander. Erst in der Vorstellung, dann probieren Sie es einige Male, bis die Bewegung geläufiger ist.

Dauer: 1–2 Minuten oder so lange, bis die Bewegung nicht mehr so fremd ist.

Ein quer verlaufendes Gummiband

- Nun spannen Sie dieses Gummiband in Gedanken zwischen Ihren beiden Sitzknochen auf. Stellen Sie sich auch da den Abstand vor (z. B. 8 cm) und lassen Sie auch hier das imaginäre Gummiband sich verkürzen und wieder länger werden, als ob die Sitzknochen aufeinander zuwandern und auseinandergehen (Seite 43). Arbeiten Sie von innen. Testen Sie den Unterschied, machen Sie die Bewegung auch einige Male mal mit dem Po.

Dauer: 1–2 Minuten oder so lange, bis die Bewegung nicht mehr so fremd ist. Wenn Ihr Beckenboden sich müde anfühlt, beenden Sie die Übung bitte hier.

Laserpunkt

- Verbinden Sie die Achsen vorne/hinten und rechts/links. Ersetzen Sie die Kreuzpunkte durch den roten Punkt eines Laserpointers (Seite 44). Mit diesem Punkt dürfen Sie nun arbeiten. Auch hier sind Ihrer Fantasie keine Grenzen gesetzt. Heben Sie ihn weit nach vorn zum Schambein (gegen die Schwäche im vorderen Beckenboden), weit nach hinten zum Anus (gegen die Schwäche des hinteren Bereiches), nach rechts, nach links, kreisen, drehen oder schrauben etc.

Für die tiefe Muskelschicht probieren Sie bitte Folgendes:

- Zunächst sitzt der Punkt in der Mitte Ihres Beckens. Dann geht er sehr langsam nach hinten. Erst zum Steißbein, dann langsam die Lendenwirbelsäule hoch. Einen Wirbel, zwei Wirbel. Machen Sie nur, was geht, übertreiben Sie nichts. Es kann durchaus sein, dass Sie beim ersten Mal nur bis zum Steißbein kommen – lassen Sie sich in jedem Fall noch Zeit für einen ruhigen Rückweg. Wie weit man kommt – ob bis zum 1. oder 5. Lendenwirbel oder bis zur Brustwirbelsäule –, ist sehr unterschiedlich und hängt von der Kraft Ihrer Muskeln ab.
- Im Idealfall fühlt sich Ihr Beckenboden dabei an, als würde er in die Länge gezogen. Diese Übung ist ideal bei allen Senkungsbeschwerden und bei Rückenschmerzen aller Art! Dabei bewegt sich der Rücken nicht mit!

Dauer: 1–2 Minuten oder so lange, bis die Bewegung nicht mehr so fremd ist.

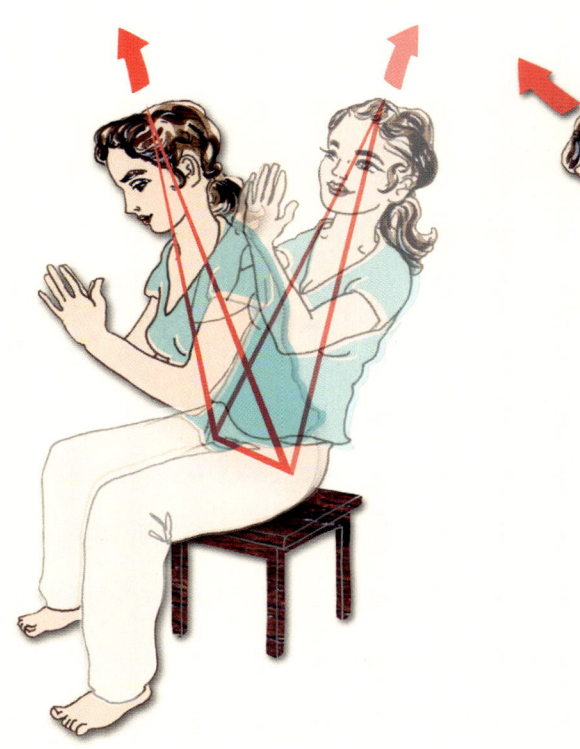
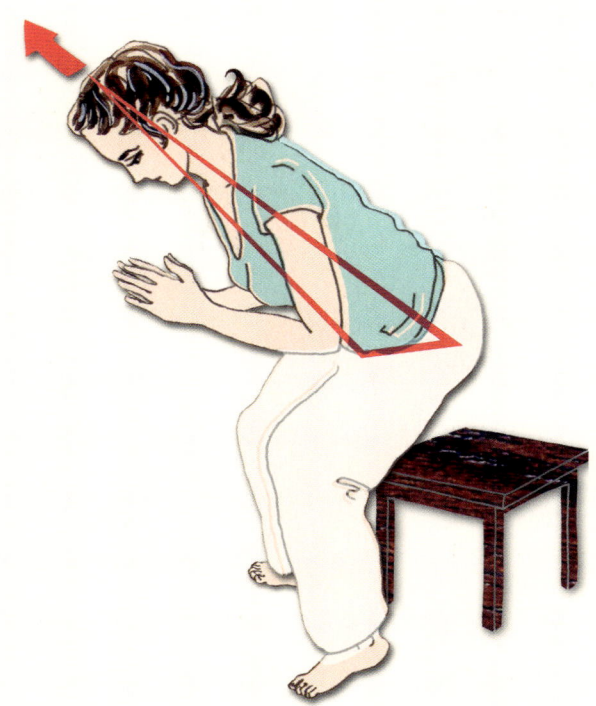

◄ Je öfter Sie üben, desto schneller automatisiert sich das richtige Aufstehen in Ihrem Alltag!

Das schaukelnde Dreieck

Bezugspunkte für diese Übung sind wieder Ihre beiden Sitzknochen und Ihr Scheitelpunkt oben.

- Zunächst finden Sie den höchsten Punkt Ihrer Sitzknochen. Bauen Sie nun Ihre Wirbelsäule darauf auf, indem Sie sich zwischen jedem Wirbel ein bisschen mehr Platz verschaffen. Der Bauch wird dabei lang, das Brustbein hebt sich nach vorne oben. Die Halswirbelsäule streckt sich ebenfalls, bis Sie hinten in dem kleinen Knick zwischen Halswirbelsäule und Kopf eine angenehme Dehnung verspüren.
- Ziehen Sie gedanklich drei Linien zwischen den Sitzknochen und dem Scheitelpunkt, sodass Sie ein Dreieck bilden. Dieses Dreieck formen Sie mit Ihren Armen nach. Nun beginnen Sie langsam hin und her zu schaukeln. Lernen Sie zu spüren, wie Ihr Beckenboden beim Zurückschaukeln anspannen muss, wenn der Druck im Bauchraum zunimmt. Wenn Sie nach vorn schaukeln, kann er sich entspannen.

Sie kräftigen die Bauch- und Beckenbodenmuskeln, wenn Sie sich nach hinten neigen, und Ihre Rückenmuskeln, wenn Sie sich nach vorne neigen.

Steigerung:

- Verweilen Sie vorne und hinten jeweils länger: erst über einmal ein- und ausatmen, dann über zweimal, und dreimal usw.

Üben des richtigen Aufstehens und zum Kräftigen der Oberschenkel:

- Setzen Sie sich auf das vordere Drittel der Sitzfläche. Nehmen Sie einen Fuß nach hinten und kommen Sie beim nächsten Vorneigen mit dem Po vom Stuhl hoch und bleiben Sie so einen Moment stehen, ohne sich ganz aufzurichten. Die Knie zeigen dabei nach außen. Üben Sie, den Beckenboden beim Aufstehen mit hochzuziehen oder zumindest nicht hinauszudrücken. Die Arme bleiben als Dreieck nah vor dem Körper. Fünfmal, dann den Fuß wechseln.

57

Der Magnet

- Sitzen Sie aufrecht auf dem vorderen Drittel der Sitzfläche, die Beine in Schrittstellung. Die Knie zeigen leicht nach außen. Die Hände liegen auf den Oberschenkeln. Stellen Sie sich vor, dass Ihr Beckenboden die positive Hälfte eines Magneten ist, die Sitzfläche ist die große, negative Hälfte des Magneten.
- Nun neigen Sie Ihren Oberkörper nach vorn, verlagern das Gewicht auf die Füße und lösen dabei Ihren Beckenbodenmagneten behutsam, aber kraftvoll ab. Dann entfernen Sie die Magneten langsam voneinander, indem Sie weiter zum Stand hochkommen. Stellen Sie sich vor, wie dabei die Spannung der Magneten langsam verloren geht. Genauso geht es dabei Ihrem Beckenboden.
- Auf dem Rückweg dasselbe: Der eine Magnet sucht seinen Gegenpol. Lassen Sie Ihren Beckenboden mithelfen, bis die Magneten sich gefunden haben und nicht knallend aufeinandertreffen.

Dauer: Sechsmal, sehr langsam.

Hinweis: Die Übung strengt besonders Ihre Oberschenkel an? Das ist gut so! Wir brauchen kräftige Beine, um Rücken und Beckenboden beim Bücken, Heben, Aufstehen und Hinsetzen zu entlasten.

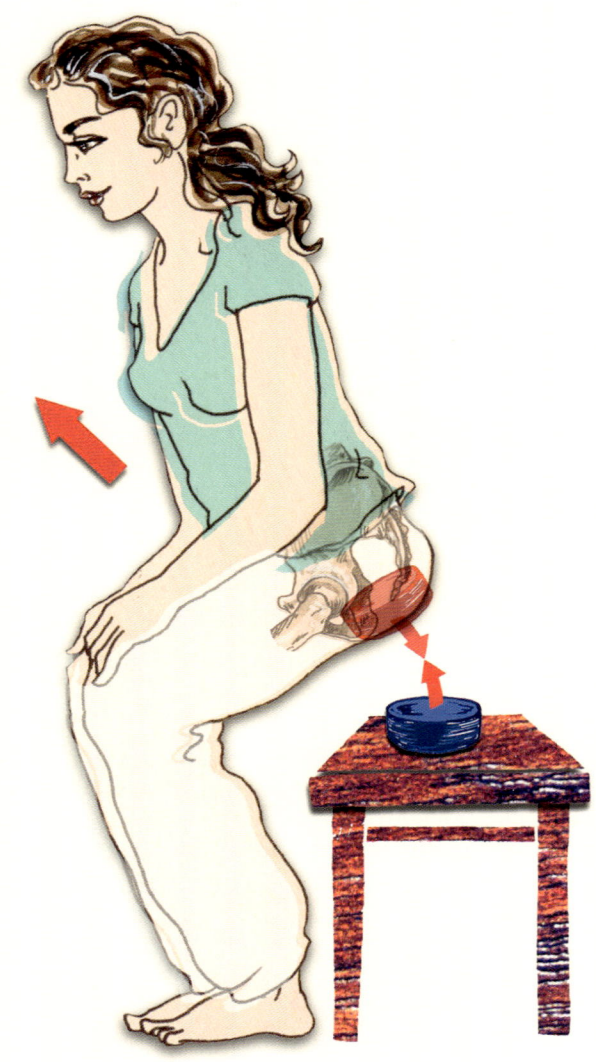

▲ Sieht leicht aus, ist aber richtig anstrengend: Die unterschiedliche Anziehungskraft des Magneten fordert Ihren Beckenboden enorm.

Scheinwerfer

- Im aufrechten Sitz ersetzen Sie in Ihrer Fantasie Ihre Sitzknochen durch zwei Taschenlampen, aus denen nach unten hin durch den Stuhl hindurch sehr helles gebündeltes Licht strahlt. Sie sitzen übrigens aufrecht, wenn das Licht direkt nach unten strahlt.
- Stellen Sie sich vor, wie Sie auf diesem Strahl langsam zur Decke gehoben werden und dabei immer länger werden. Dann beginnen Sie sehr langsam und vorsichtig, mit Ihrer Beckenbodenmuskulatur die Richtung des Lichts zu verändern. Dabei findet bei Ihnen keine von außen sichtbare Bewegung statt. Versuchen Sie, von innen die Lichter zu lenken:
- beide nach vorn zwischen die Knie
- beide nach links/rechts
- beide überkreuzen sich unten
- beide nach hinten
- beide nach hinten oben (diese Übung ist am schwierigsten, da sie die inneren Muskeln herauslockt und kräftigt)

Wichtig: Lassen Sie sich Zeit für diese Übung. Wenn sie heute noch nicht klappt, geht es morgen oder übermorgen. Sie werden schnell an Ihre Grenzen stoßen und fühlen, dass eine Bewegung nicht (mehr) geht, der Beckenboden zittrig wird oder Sie nur den Hinweg, aber nicht mehr den Rückweg schaffen. Dadurch erkennen Sie dann wunderbar Ihren Trainingsstand und -bedarf.

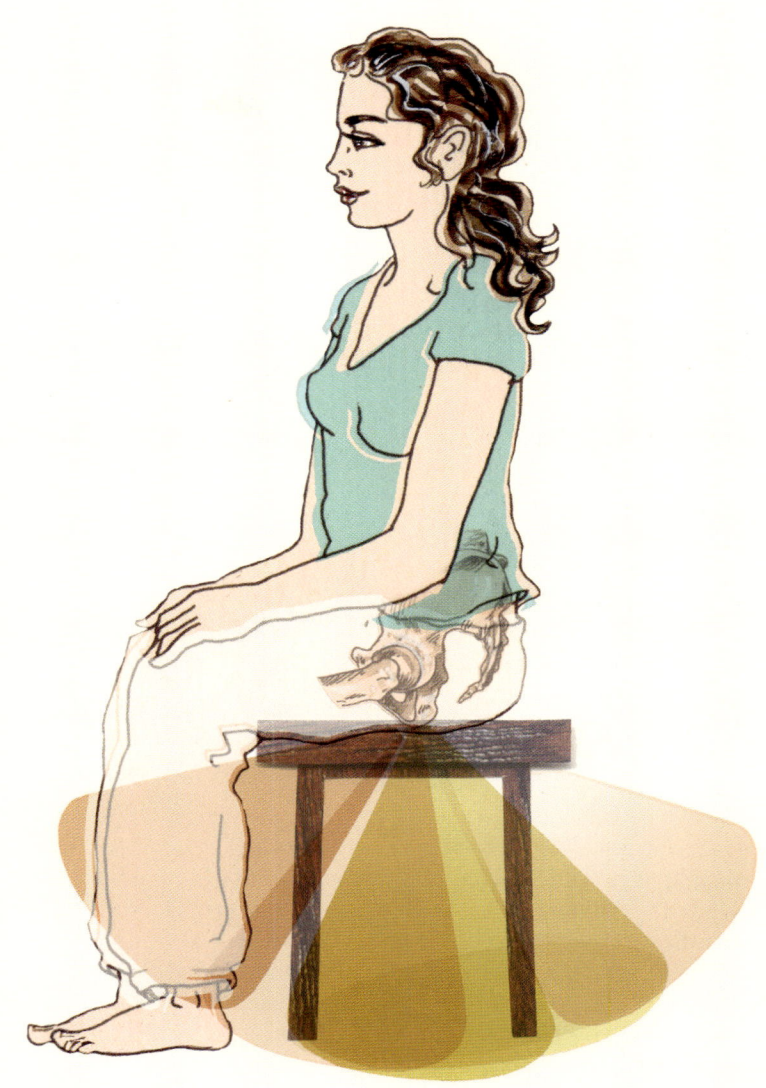

Tipp: Auch diese Übung ist prima geeignet für Elternabende, Geschäftsmeetings, Bahnreisen etc. Leuchten Sie Ihrem Gegenüber doch mal in die Augen! Schaffen Sie sich so immer zwischendurch kleine zusätzliche Übungseinheiten!

▲ Wann wird Ihr Gegenüber wohl merken, dass Sie ihn aus Ihrem Beckenboden anstrahlen?

▶ links: Falsche Reaktion des Beckenbodens. Er hält dem Druck nicht stand.

▶ rechts: Richtige, adäquate Reaktion des Beckenbodens. Er spannt gegen den Druck von oben und stablisiert den Rumpf.

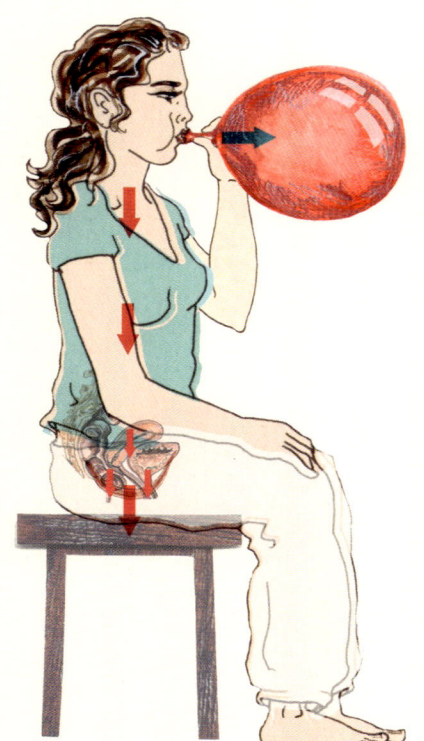 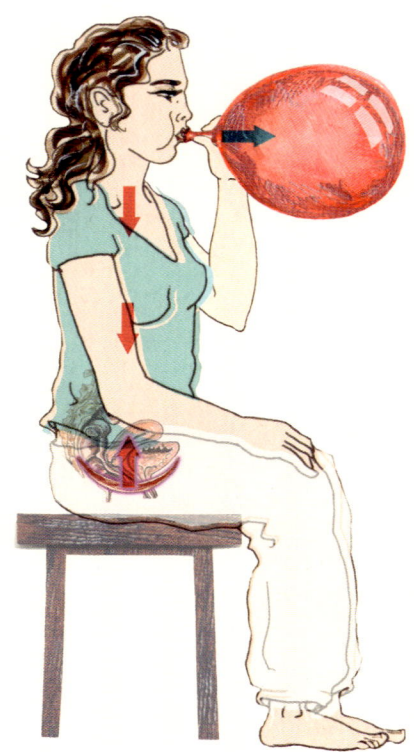

Üben mit dem Luftballon

- Blasen Sie kräftig in einen Luftballon hinein. Was passiert mit Ihrem Beckenboden? Fühlen Sie, wie er sich nach außen wölbt? Legen Sie Ihre Hand auf den Beckenboden und probieren es noch einmal. Das ist der Alltag für den Beckenboden. Von oben kommt eine Druckbelastung, und der Beckenboden muss dieser Belastung standhalten.

Ziel ist, dass Sie von nun an erkennen, wann der Beckenboden belastet wird, und dann adäquat reagieren können.

- Also probieren Sie es gleich noch einmal: Pusten Sie sanft in den Luftballon, bis er sich leicht aufstellt. Gleichzeitig ziehen Sie den Beckenboden mit der gleichen Intensität nach oben innen. Und wieder loslassen. Wiederholen Sie dieses Pusten, bis der Beckenboden wie von selbst eine Gegenspannung aufbaut.

Steigerung: Versuchen Sie den Anfangswiderstand zu überwinden und den Ballon weiter aufzublasen, während der Beckenboden gegenhält!

Achtung: Wenn bei dieser Übung bei Ihnen nicht alles dicht bleibt, ist die Übung noch zu viel für Ihre Muskulatur. Ebenso, wenn Sie an einer starken Senkung der Unterleibsorgane leiden. Dann empfiehlt es sich, die Übung einfach ohne Luftballon zu machen und nur so zu tun, als puste man hinein. Oder Sie üben in unbelasteten Ausgangspositionen. Probieren Sie es auch einmal in der Knie-Ellenbogen-Lage oder im Vierfüßlerstand.

Tipp: Legen Sie sich einen Luftballon an den Ort, an dem Sie sich oft aufhalten (Küche, Büro etc.). Dann können Sie ihn immer mal zur Hand nehmen, bis Ihr Beckenboden automatisch reagiert.

Stabiles Stehen

- Beginnen Sie immer von unten. Ihre Füßen stehen hüftbreit auseinander. Breiten Sie Ihre fünf Zehen rechts und links aus. Fühlen Sie je fünf Zehengrundgelenke. Verlagern Sie dann Ihr Gewicht auf die Fersen. Belasten Sie die ganze Ferse, nicht nur die Innen- oder Außenkante. Wer immer nur auf den Außen- oder Innenkanten steht, belastet tagtäglich das Becken und seine Muskulatur ungleichmäßig.

- Nun belasten Sie wieder alle fünf Zehen und die ganze Ferse, das Gewicht verteilt sich gleichmäßig. Stellen Sie sich vor, dass Ihr Innengewölbe leicht „höhlig" wird. Ebenso stellen Sie sich vor, dass Sie auf zwei Waagen stehen und beide Waagen das gleiche Gewicht anzeigen. Gehen Sie weiter hoch zu den Knien. „Entschnackeln" Sie diese, damit sie nicht durchgedrückt sind. Bewegen Sie Ihr Becken hin und her, als ob Sie einen Schwanz einziehen und wieder hochsteigen lassen.

- Denken Sie daran, wie Sie im Sitzen die richtige Beckenhaltung gefunden haben, indem Sie sich mitten auf die Sitzknochen gesetzt haben. Genauso finden Sie im Stehen eine Mittelstellung zwischen beiden Beckenbewegungen.

- Ihr Schwanz hängt nun locker hinab. Nun legen Sie eine Hand auf Ihr Schambein und eine Hand auf das Brustbein. Verlängern Sie jetzt den Abstand zwischen beiden Knochen, indem Sie Ihr Brustbein heben und den Bauch ganz lang werden lassen. Die Schultern ruhen auf dem Brustkorb. Zum Schluss stellen Sie sich vor, dass Sie oben an Ihrem Kopf von einem „Pümpel" nach oben gezogen werden, sodass es gar nicht mehr so anstrengend ist, aufrecht zu stehen!

- Ich versichere Ihnen, dass Ihr Beckenboden davon profitiert, wenn Sie mit lockerem Popo ohne „eingezogenen" Schwanz stehen!

Check-up

- Füße gleichmäßig belastet?
- Knie nicht durchgedrückt?
- Neutrale Beckenstellung?
- Bauch lang?
- Schultern locker?
- Nacken faltenfrei?

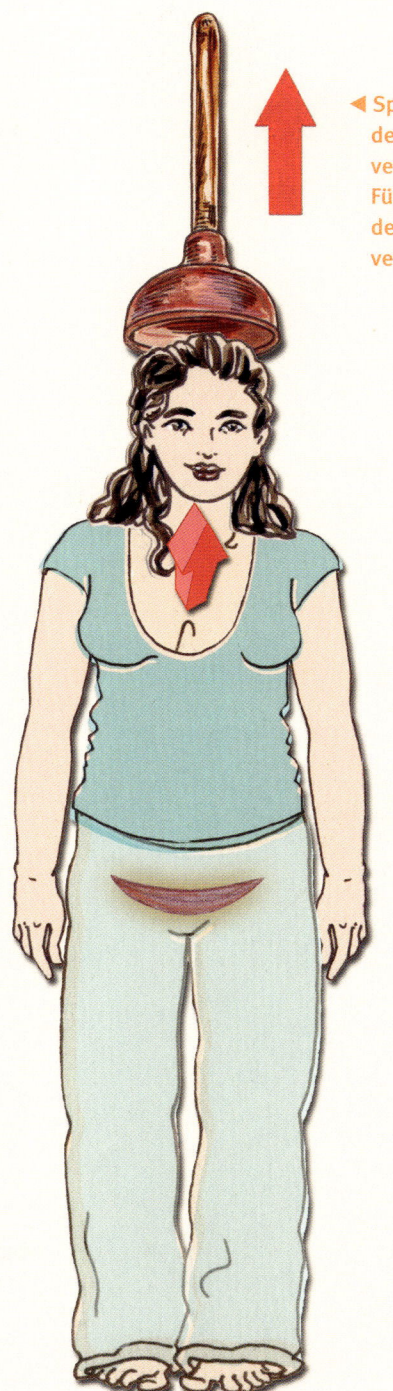

◄ Spüren Sie immer wieder, wie die Gewichtsverteilung auf Ihren Füßen die Belastung des Beckenbodens verändert.

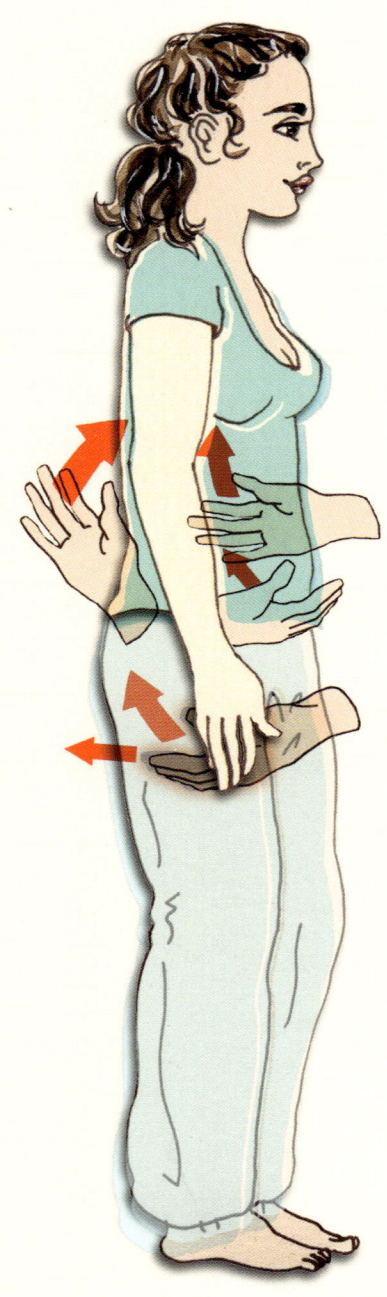

Ich halte meine Organe

- Nehmen Sie wieder die richtige Haltung im Stehen ein. Diese Haltung behalten Sie auch während der Übung bei. Nun stellen Sie sich vor, Sie bekommen von allen Seiten helfende Hände, die Sie beim Stehen unterstützen:
- von unten heben die Hände den Beckenboden an
- von vorne heben sie die Bauchorgane nach oben/innen
- von den Seiten und von hinten geben sie den Organen Halt
- Über drei Atemzüge halten die visualisierten Hände jetzt Ihre Organe. Versuchen Sie, die Bewegung mitzumachen! So aktiv kann das Stehen zwischendurch sein! Besonders schön ist diese Übung auch in der Schwangerschaft. Sie stellen sich vor, von allen Seiten das Baby zu halten.

Dauer: Sechsmal über mindestens drei Atemzüge.

Steigerung: Halten Sie wieder Ihre Organe und dann versuchen Sie vorsichtig, einen Fuß etwas anzuheben. Klappt das, obwohl Sie die Spannung aufrechterhalten?

◄ Welcher Bereich Ihres Körpers braucht die „helfenden Hände" besonders?

WISSEN

Selbst Profis fällt es schwer

In einer Fortbildung haben wir Physiotherapeuten unter Ultraschallkontrolle versucht, den Beckenboden beim Einbeinstand angehoben zu lassen. Bei den wenigsten klappte es auf Anhieb. Aber es lohnt sich, es immer wieder zu versuchen und den Beckenboden so kontrollieren zu lernen. Ob in der Warteschlange oder an der Ampel: Es reicht, den Fuß 1 mm hochzuheben.

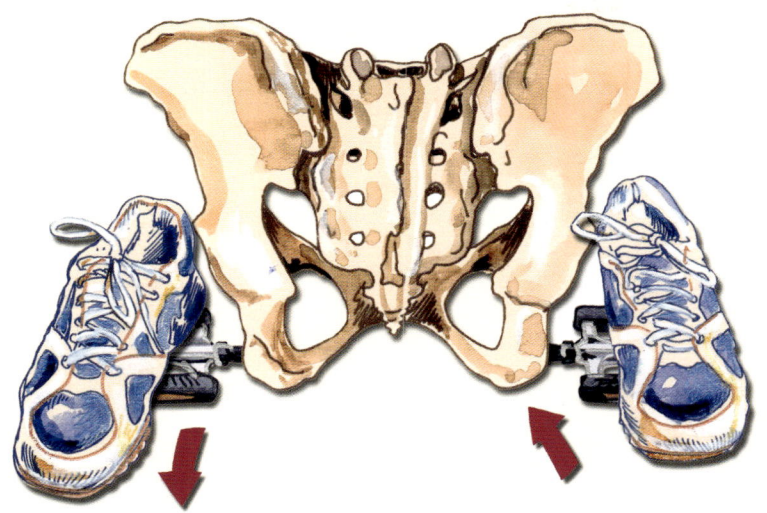

◄ Ein bewegliches Becken ist eine große Hilfe für eine erfüllte Sexualität.

Fahrradpedale

- Schauen Sie sich das Bild an. Unter Ihren Sitzknochen sind zwei Fahrradpedale. Dann fahren Sie mit Ihren Sitzknochen los, so wie Ihre Füße das normalerweise machen würden. Die Bewegung muss nicht riesengroß sein, es reicht ein kleiner Radius. Am Anfang wird es holpern, und je öfter Sie es probieren, umso müheloser klappt es. Wechseln Sie auch mal die Richtung. Beteiligen Sie Ihren Beckenboden an dieser Bewegung.
- Diese Übung lässt sich im Stehen, aber natürlich auch im Sitzen ausführen.

Tipp: Vorsicht bei Beschwerden im unteren Rücken: Bei dieser Übung kommt es zu einer starken Mobilisation der unteren Lendenwirbelsäule.

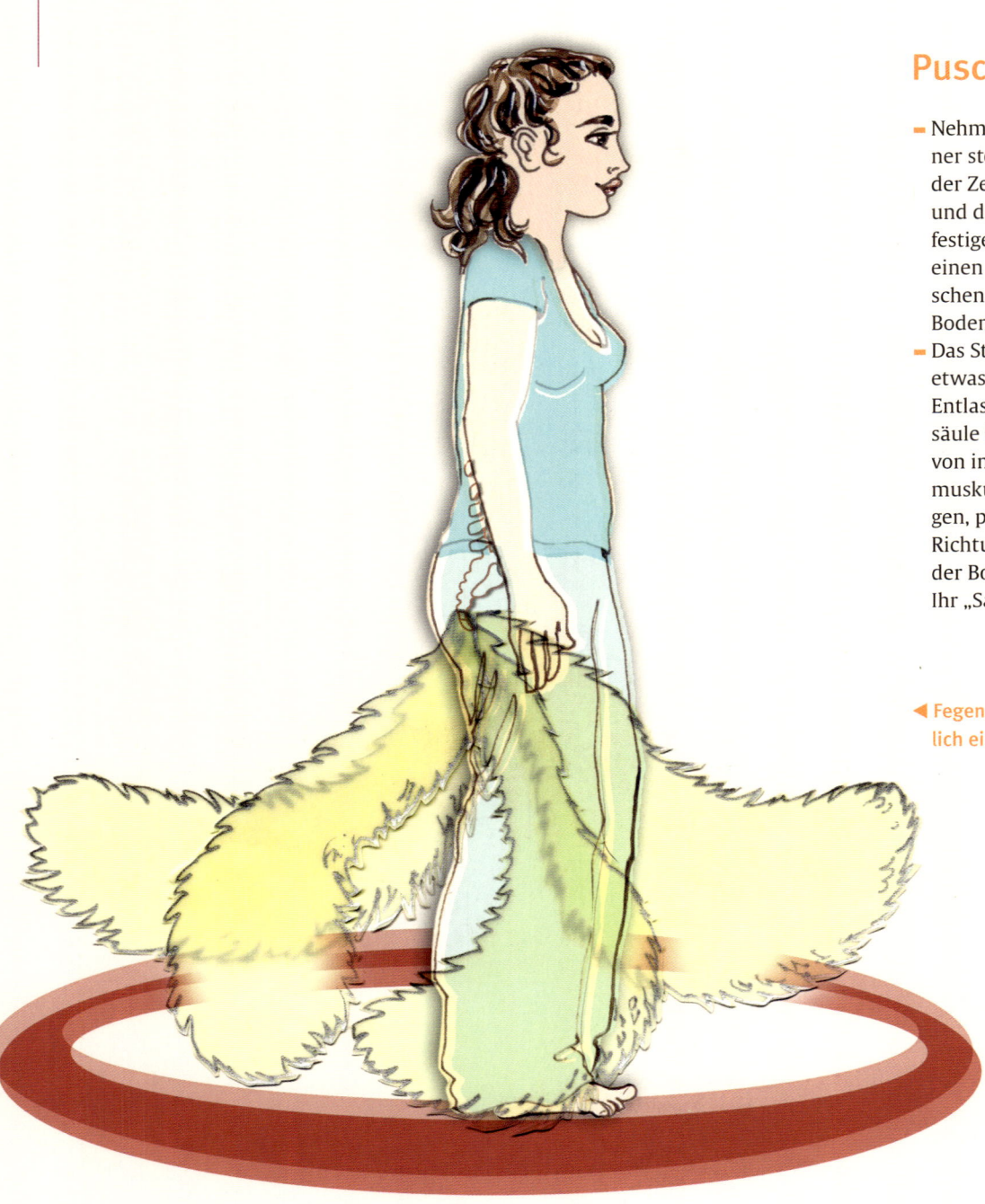

Puschelschwanz

- Nehmen Sie wieder die Haltung einer stolzen Frau ein. Suchen Sie mit der Zeigefingerspitze Ihr Steißbein und drücken Sie es kräftig. Dort befestigen Sie jetzt in Ihren Gedanken einen langen, schweren und hübschen Puschelschwanz, der bis zum Boden reicht.
- Das Steißbein lässt sich zunächst etwas mitziehen, bis Sie eine kleine Entlastung in Ihrer Lendenwirbelsäule fühlen. Beginnen Sie langsam von innen mit Ihrer Beckenbodenmuskulatur den Puschel zu bewegen, probieren Sie in Ruhe jede Richtung aus. Stellen Sie sich vor, der Boden sei staubig. Wie groß ist Ihr „Saubermachradius"?

◄ Fegen Sie Ihre Wohnung doch gedanklich einmal richtig durch!

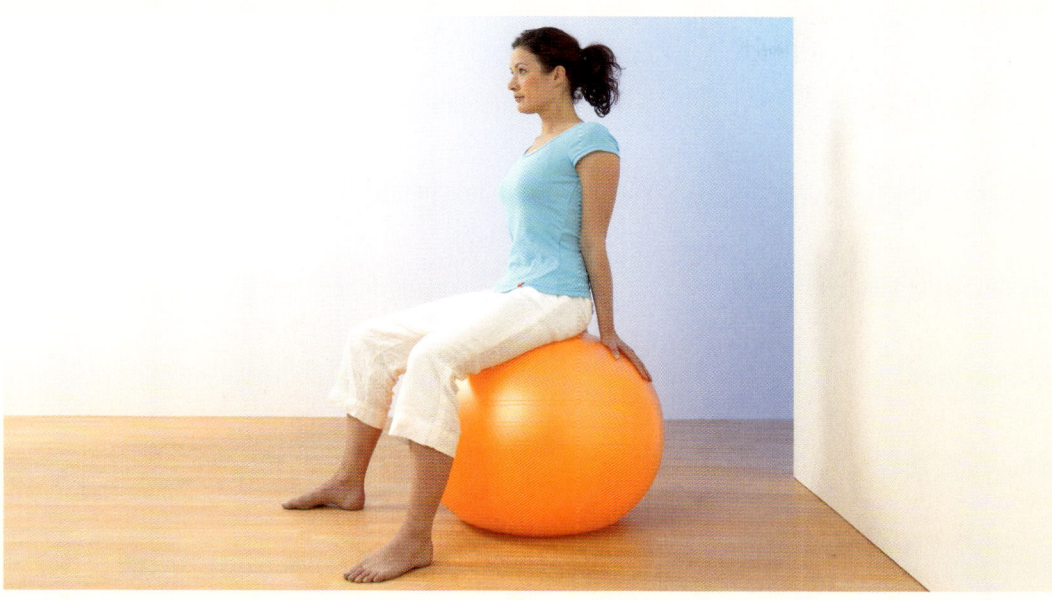

◄ Der prall aufgeblasene Pezziball ist das ideale Hilfsmittel für die Beckenboden-Gymnastik, da man den Beckenboden auf dem Ball gut spürt. Als Alternative bei Platzmangel eignet sich auch ein Ballkissen.

Übungen auf dem Pezziball

Handbremse

- Die Hände stützen sich hinter dem Po ab (bei kürzeren Armen seitlich neben dem Po), die Fingerspitzen zeigen nach unten.
- Die Sitzknochen schieben nach vorn, die Hände bremsen, sodass keine Bewegung stattfindet. Dabei macht der Beckenboden mit, denn er hilft den Sitzknochen von innen bei dieser Schaufelbewegung. Anschließend langsam lösen, insgesamt zehnmal.
- Die Hände liegen seitlich neben dem Po. Der rechte Sitzknochen drückt in den Ball hinein und zieht nach links, dabei zieht die rechte Hand so gut

nach rechts gegen, dass wieder keine Bewegung stattfindet. Versuchen Sie, die quer laufenden Beckenbodenmuskeln zu aktivieren, insgesamt zehnmal, dann Seite wechseln.
- Es soll so gut wie keine Bewegung stattfinden!! Weiteratmen!

Die Tagesschausprecherin (ohne Abbildung)

- Aufrechter Sitz, die Unterschenkel stehen senkrecht. Kopf, Schultern und Beine bewegen sich nicht, die Hände liegen auf den Oberschenkeln! Stellen Sie sich vor, Sie sind Tagesschausprecherin: Der Oberkörper, den man sieht, ist völlig unbe-

weglich. Nur Ihr Becken bewegt sich. Mit etwas Druck bewegen Sie Ihre Sitzknochen:
- nach vorn/nach hinten
- nach rechts/nach links
- rundherum

Dauer: Je Richtung sechsmal. Dann wiederholen Sie die Bewegungen, aber lassen Sie Ihren Beckenboden ganz bewusst dabei mithelfen!

❯❯ Übungen zur Kräftigung der schnellen Muskelfasern

Diese Übungen für die Schnellkraft sind insbesondere dann vonnöten, wenn Sie z. B. Schwierigkeiten haben, den Urin beim Husten, Niesen, Lachen zu halten. Auch wenn unser Beckenboden gar nicht so viele schnelle Muskelfasern hat, brauchen wir sie unbedingt.

Sie wollen mit einer vollen Blase eine plötzliche Niesattacke überstehen? Hüpfen auf dem Trampolin soll auch möglich sein? Laufen und Husten ebenso? Dann heißt es, die Schnellkraft zu trainieren.

Wenn hier eine Schwäche besteht, merken Sie anfänglich, dass die Muskulatur gar nicht so schnell reagiert oder zwischendurch nicht schnell genug wieder loslässt oder auch ins Stottern gerät. Das wird sich im Laufe der Trainingswochen ändern! Sie sehen, ich stelle Ihnen hier nur drei verschiedene Übungen vor, da ich sie für ausreichend halte. Wenn Sie noch mehr Vielfalt haben wollen, nehmen Sie sich Übungen aus den anderen Kapiteln und üben Sie sie mit Betonung der Schnelligkeit, z. B. die Übungen Schmetterling (Seite 47) und Laserpunkt (Seite 44).

Gras pflücken

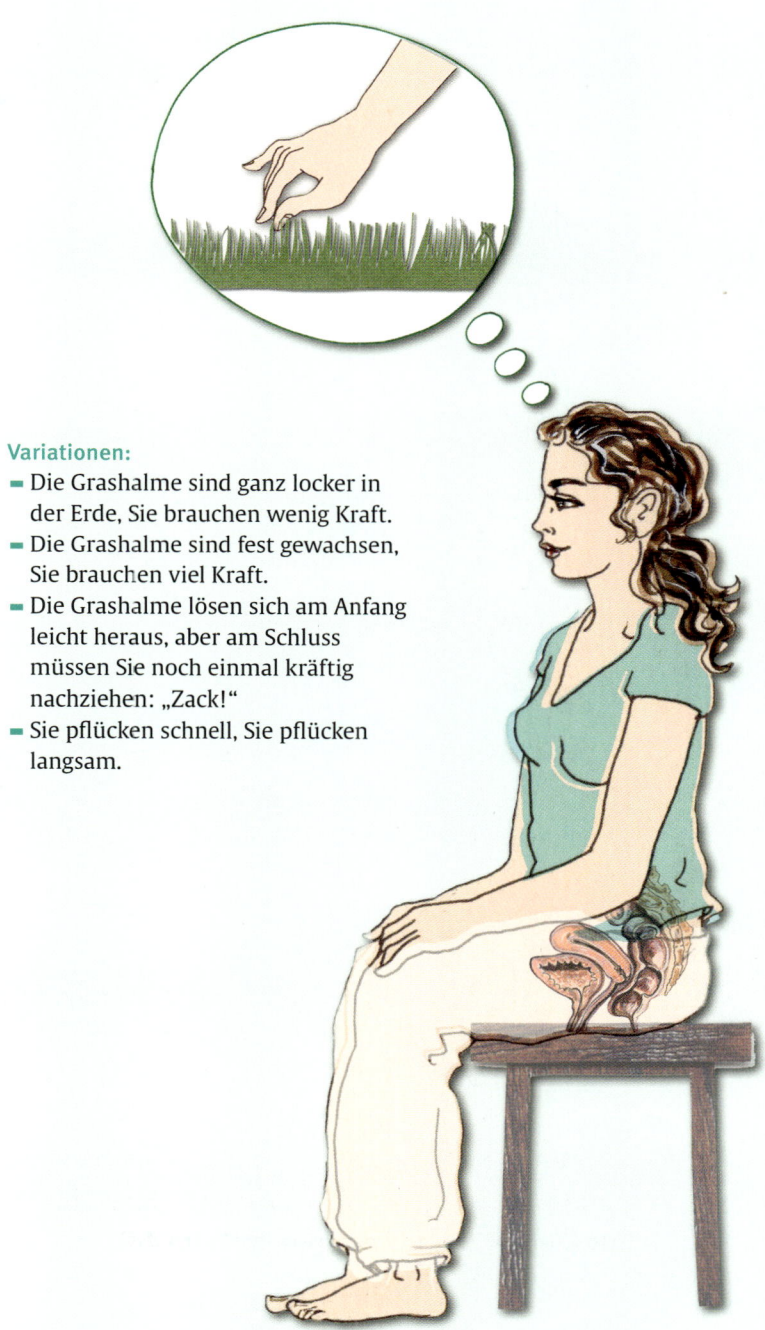

- Stellen Sie sich vor, dass vor Ihnen eine wunderschöne Wiese liegt, es ist Frühsommer und das Gras ist noch herrlich frisch und grün. Dann laufen Sie in Ihren Gedanken barfuß über die Wiese, vielleicht liegt noch etwas kühler Morgentau auf ihr und Sie beginnen, sehr zart Grashalme herauszuzupfen. Mit Ihrem Beckenboden, nicht mit den Fingern.
- Nehmen Sie sich zunächst die Muskulatur der Scheide vor (vielleicht dreimal acht Grashalme), dann die Schnürmuskulatur der Harnröhre (dreimal acht Grashalme, anschließend den Schürmuskel des Afters (dreimal acht Grashalme). Stellen Sie sich vor, Sie könnten diese Muskeln ganz isoliert bewegen. So einzeln geht das zwar nicht, aber versuchen Sie, etwas zu differenzieren. Und wenn Sie gar nichts spüren, macht es zunächst nichts. Der Muskulatur reicht anfangs die Vorstellungskraft.

Wichtig: Der Po hat auch hier wieder nichts zu tun! Der Po bleibt locker, sodass auch niemand etwas bemerkt. Lassen Sie zwischendurch Ihren Beckenboden immer wieder schön zur Ruhe kommen.

Tipp: Dieses Gras soll Sie in Zukunft immer mit begleiten. Ob im Liegen oder im Sitzen, im Stehen an der Ampel, beim Warten in der Warteschlange. Beim Radfahren, wenn Sie Ihre Lieblingsmusik hören.

Variationen:
- Die Grashalme sind ganz locker in der Erde, Sie brauchen wenig Kraft.
- Die Grashalme sind fest gewachsen, Sie brauchen viel Kraft.
- Die Grashalme lösen sich am Anfang leicht heraus, aber am Schluss müssen Sie noch einmal kräftig nachziehen: „Zack!"
- Sie pflücken schnell, Sie pflücken langsam.

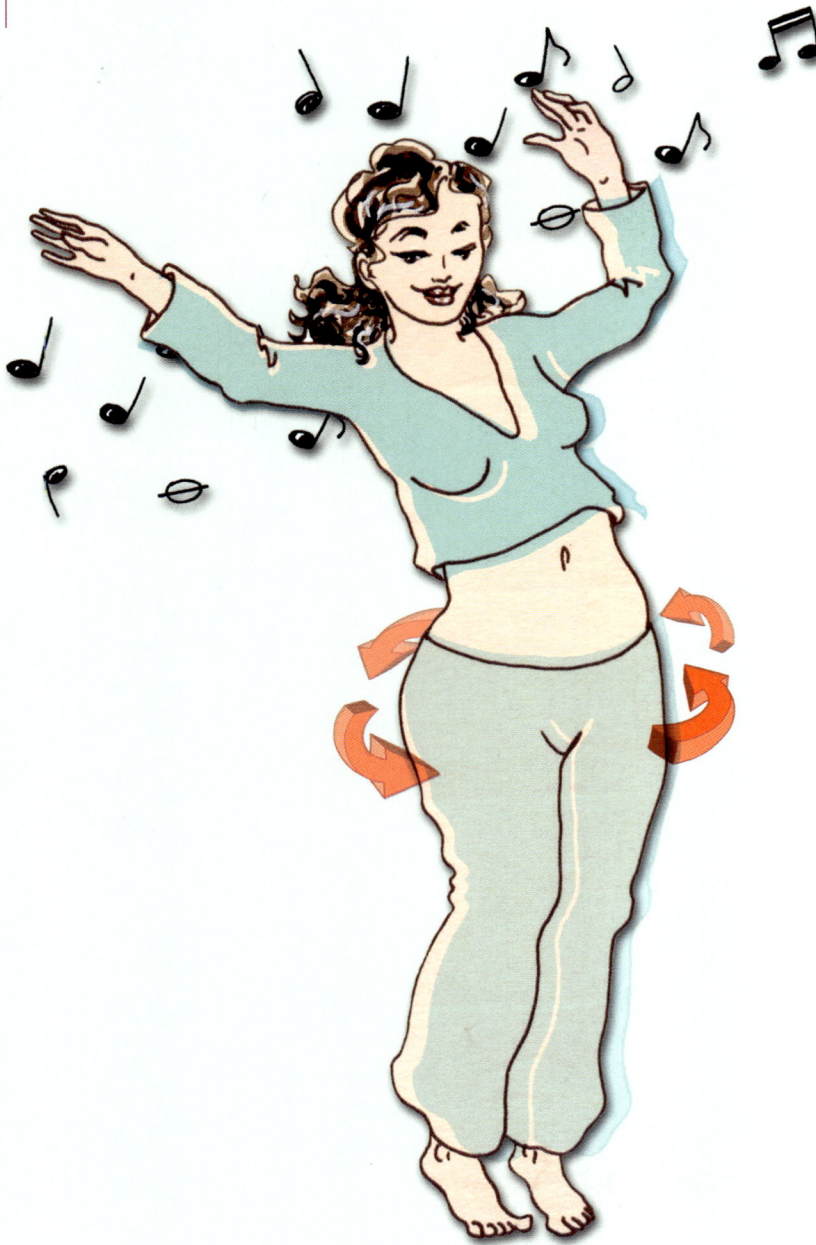

Lieblingsmusik

- Stellen Sie eine schöne Musik an und beginnen Sie, mit Ihrem Becken zu tanzen. Stellen Sie sich eine Bauchtänzerin vor: Wie isoliert kann sie ihr Becken bewegen! Probieren Sie es auch: Die Muskulatur Ihres Beckens wird dabei wunderbar durchblutet. Versuchen Sie ruhig einige Minuten durchzuhalten. Ihr Oberkörper und Ihre Beine gucken dabei scheinbar unbeteiligt nach vorn.
- Dann spielen Sie dasselbe Lied noch einmal und tanzen nur mit Ihrem Beckenboden. Geht das schon? Versuchen Sie auch hier, eine gewisse Zeit durchzuhalten. Mal schnell, mal langsam. Das eignet sich auch wunderbar als kurze, effektive Kräftigung der schnellen Muskelfasern zwischendurch.

◄ Los geht's! Ein Beckenbodentraining kann Spaß machen und Sie dürfen beim Tanzen ruhig etwas aus der Puste kommen.

Explosives Sprechen

- Legen Sie eine Hand auf Ihren Beckenboden und sprechen Sie ein knalliges K. Was passiert mit Ihrem Beckenboden? Probieren Sie es mit einem P, ebenso knallig und kräftig. Oder mit einem T. Fühlen Sie eine Reaktion unter Ihrer Hand? Durch den explosiven Laut P, T, K kommt es zu einer schnellen Druckerhöhung im Bauchraum.
- Der Beckenboden als das Ausatmen unterstützende Muskulatur reagiert reflektorisch, hier besonders die schnellen verschließenden Muskelfasern. Probieren Sie es noch einmal und konzentrieren Sie sich dabei jeweils auf einen der drei Verschlüsse: Harnröhre, Scheide und After. Versuchen Sie dann, das Schließen aktiv zu unterstützen, indem Sie mithelfen, dabei zuzuschnüren.
- Auf P jeweils fünfmal vorne, Mitte und hinten
- Auf T jeweils fünfmal vorne, Mitte und hinten
- Auf K jeweils fünfmal vorne, Mitte und hinten

Wenn Sie dabei ein unangenehmes Gefühl haben (z. B. keine Reaktion spüren oder denken, dass sich etwas senkt, gar Urin verlieren etc.), probieren Sie diese wichtige Übung trotzdem, aber zunächst in der entlastenden Knie-Ellenbogen-Lage (Seite 97). Und in einigen Wochen versuchen Sie es wieder im Sitz oder Stand.

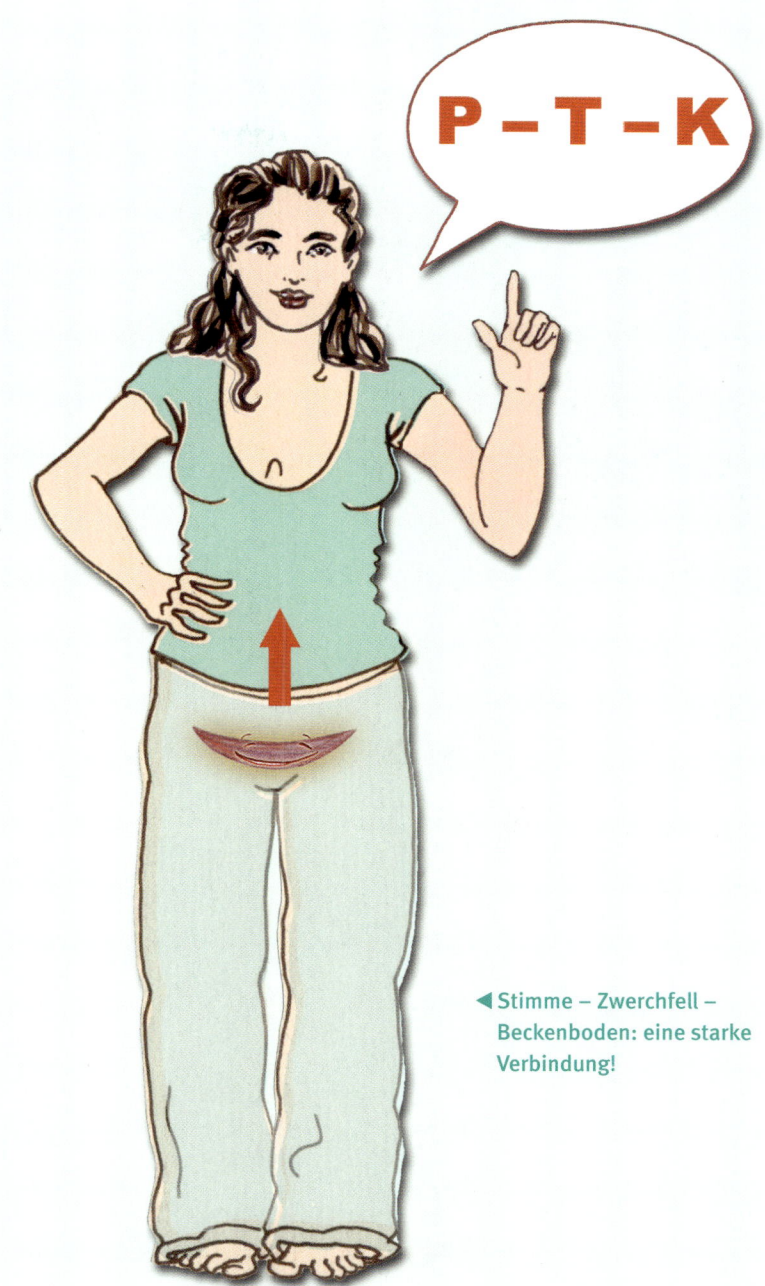

◀ Stimme – Zwerchfell – Beckenboden: eine starke Verbindung!

69

» Bodystyling rund um den Beckenboden

Bauch- und Rückenmuskulatur haben tiefe und oberflächliche Muskeln. Wir Beckenbodentherapeuten legen deutlich mehr Wert auf das Training der tiefen Bauch- und auch Rückenmuskeln. Eine Kollegin brachte den schönen Vergleich mit dem Fahrradreifen: Die oberflächlichen Bauchmuskeln sind der Mantel, die tiefen Bauchmuskeln sind der Schlauch. Und ohne Schlauch geht gar nichts!

Bei den üblichen Bauchmuskelübungen, die man aus jeder Frauenzeitschrift kennt, werden jedoch meist nur die oberflächlichen Muskeln trainiert. Hier lernen Sie aber die tiefen Muskeln kennen.

Tiefenmuskulatur fühlen und aktivieren

Die Muskulatur, die für uns besonders wichtig ist, sitzt wie ein tiefes körpereigenes Korsett rund um den Rumpf und tief zwischen den einzelnen Fortsätzen der Lendenwirbelsäule. Sie stabilisiert uns auf Schritt und Tritt.

Die Übung Kontrollhand aktiviert diese Tiefenmuskulatur und kräftigt sie optimal. Und Sie tun sich dadurch gleich doppelt etwas Gutes: Zum einen wird der Beckenboden durch eine knackige Tiefenmuskulatur geschützt, zum anderen wird er durch das Training automatisch mit gekräftigt!

Die Übung Kontrollhand ist das Must-have für jeden Tag! Üben Sie sie, bis sie Ihnen in Fleisch und Blut übergegangen ist. Wenn Sie das Prinzip verinnerlicht haben „Unterbauch Richtung BH-Verschluss ziehen ohne Mitbewegung der Wirbelsäule", dann können Sie die Tiefenmuskulatur in jeder x-beliebigen Ausgangsstellung, in vielen Alltagssituationen und bei allen anderen Übungen kräftigen!

Schaffen Sie sich im Alltag zusätzliche Trainingssituationen, z. B. beim Zähneputzen (wenig Wasser nehmen), Telefonieren (Aufstehen), Kochen (Rühren), Warten oder während des normalen Bauch-Beine-Po-Trainings.

Alle Bodystyling-Übungen in diesem Buch sind so konzipiert, dass Sie die Tiefenmuskulatur mit einbeziehen können.

Tipp: Damit diese Muskulatur kräftig wird, muss sie lange angespannt werden. Also lieber nicht superkräftig und schnell, sondern eher etwas weniger stark, aber ausdauernd.

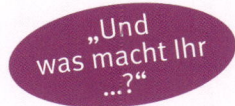

„Und was macht Ihr ...?"

Im Wochenbett und danach

Beginnen Sie mit den Wahrnehmungsübungen für den Beckenboden, dann Übung Kontrollhand (Seite 73), dann mit Übung der schrägen Bauchmuskeln (Seite 76) mit zunächst aufgestellten Beinen, dann mit Übung Bauch- und Rückenkombi (Seite 79). Üben Sie nur, solange Ihr Beckenboden aktiv dagegenhalten kann. Sobald er beginnt, sich hinauszudrücken, ist es für den Tag genug! Später nehmen Sie sich nach und nach auch die anderen Übungen vor.

Nach einem Kaiserschnitt turnen Sie die ersten vier Wochen die Übungen, die Sie in der Klinik gezeigt bekommen haben. Falls Sie keine Übungen zur Hand haben, probieren Sie die Wahrnehmungsübungen für den Beckenboden (Seite 40). Vier bis sechs Wochen nach dem Kaiserschnitt beginnen Sie mit der Kontrollhand (Seite 73) und der Bauch- und Rückenkombi (Seite 79), den schrägen Bauchmuskeln (Seite 76) und dann nach und nach mit den anderen Übungen. Die Narbe darf nicht wehtun.

WISSEN

Rundum schön

- dank trainierter Tiefenmuskulatur. Das Training der Tiefenmuskulatur ist viel wichtiger als das Training der oberflächlichen Muskulatur:
- Es verbessert die Rumpfstabilität und bringt dadurch für den Übenden auch ein tolles Stabilitätsgefühl.
- Es bringt Kontinenz.
- Das äußere Erscheinungsbild verändert sich: Schon nach einigen Wochen Training bekommt man einen wunderbar definierten Bauch.

▶ „Bauchnabel rein"
formt die Taille und
stärkt den Rumpf!

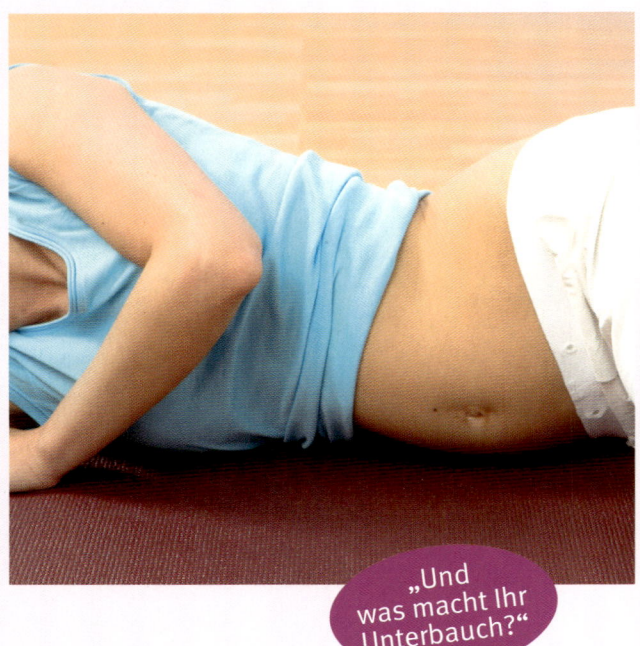

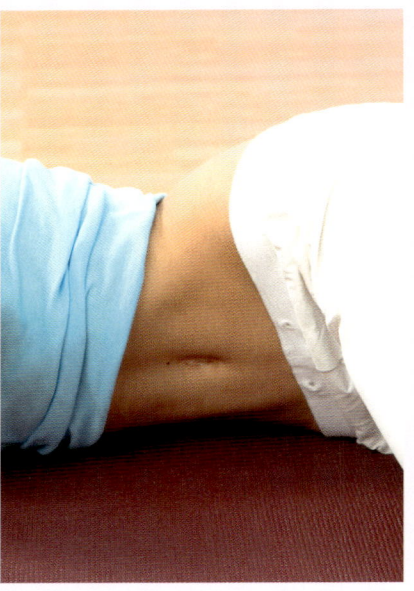

„Und was macht Ihr Unterbauch?"

Vorübung in Seitenlage

Stabile Seitenlage, d. h. Knie und Unterschenkel des oberen Beines legen Sie vor dem Körper ab. Die obere Hand liegt am Unterbauch zwischen Schambein und Bauchnabel.
- Lassen Sie Ihren Bauch in Ihre Hand und die Unterlage sinken.
- Beim nächsten kräftigen Ausatmen ziehen Sie langsam den Unterbauch in sich hinein, dabei kommt es zu keiner Mitbewegung des Rückens. Achten Sie darauf, von unten zu beginnen und die Bewegung so langsam auszuführen, als ob Ihr Bauch ein Hefeteig ist, der sich langsam und klebrig aus Ihrer Hand löst. Dann halten Sie diese Spannung und atmen dabei (flach) weiter. Flach atmen heißt, während aller zukünftigen Übungen nicht mehr in den Bauch zu atmen. Sie dürfen in den oberen Brustkorb atmen. Das wird Ihnen in den ersten Tagen schwerfallen, aber es ist die Bedingung dafür, dass Sie mit der eigentlichen Übung starten können.

Dauer: Zehnmal 10 Sekunden oder länger.

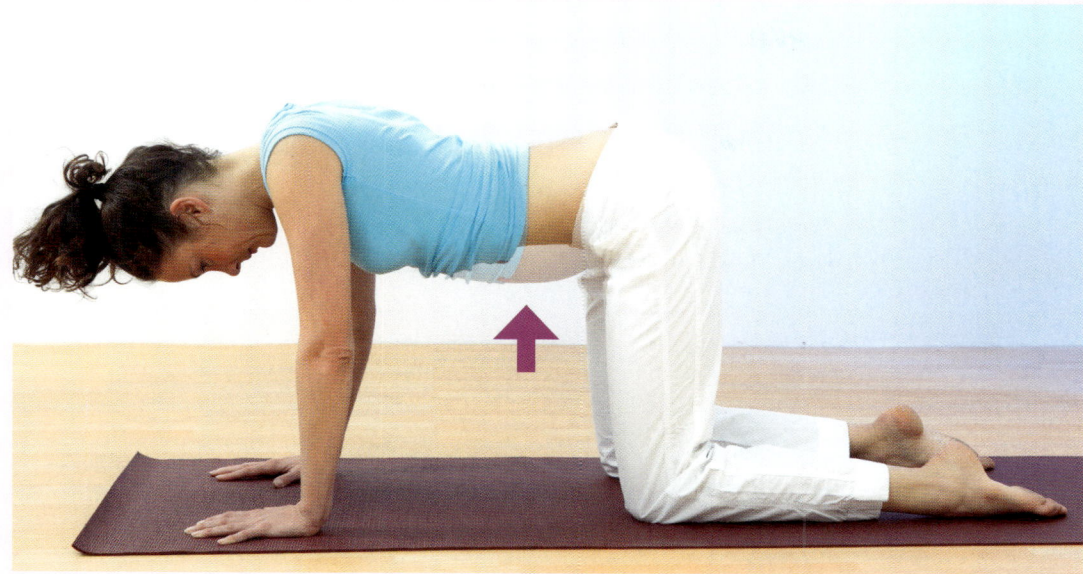

◀ Im Vierfüßlerstand arbeiten Sie mit dem Bauch gegen die Schwere und kräftigen Ihre Mitte.

Alternative Ausführungen:

- Bei Kniebeschwerden dickes Kissen unter die Knie legen.
- Bei Handbeschwerden auf die Fäuste stellen oder auf den Unterarmen üben.
- Im Wochenbett alternativ im Unterarmstütz üben, ebenso bei Senkungsbeschwerden.

Kontrollhand: Ihre Tages-Basic-Übung

- Die Hände stehen unter den Schultern, die Ellenbogen sind nicht durchgedrückt, die Finger zeigen nach vorn. Die Knie sind unter den Hüften, die Wirbelsäule ist lang, der Kopf ist die Verlängerung der Wirbelsäule, Blick zwischen die Hände. Sitzknochen und Scheitel ziehen gleichzeitig in die Länge!
- Heben Sie Ihre rechte oder linke Hand ab und legen Sie sie auf Ihren Unterbauch zwischen Bauchnabel und Schambein. Anschließend legen Sie Ihren Bauch in diese Kontrollhand hinein. Nur Mut – gleich kräftigen Sie die Muskeln, die diesen hängebauchähnlichen Zustand beenden!

- Nun beginnen Sie beim nächsten Ausatmen von unten her, den Unterbauch aus Ihrer Hand herauszunehmen, langsam, bis die Bewegung am Bauchnabel ankommt. Die Wirbelsäule bewegt sich dabei nicht. Das wiederholen Sie einige Male, bis Sie die Bewegung korrekt, ohne Ihre fühlende Hand, ausführen können.
- Dann legen Sie die Kontrollhand auf Ihren Oberbauch zwischen die Rippen und fühlen beim nächsten Mal, dass dort keine Bewegung ankommt, denn die Bewegung soll ausschließlich im Unterbauch stattfinden.
- Sobald Sie diese Bewegung sicher im Unterbauch ohne Mitbewegung der

Wirbelsäule ausführen können, lassen Sie beide Hände stehen.

Dauer: Diese Übung führen Sie zehnmal für etwa 10 Sekunden (oder über zwei ruhige Atemzüge) so und später in gesteigerter Form aus. Sekundenzahl später verlängern.

Tipp: Sobald die Bewegung geläufig ist, legen Sie Ihre Kontrollhand auch einmal direkt von vorne auf den Beckenboden (das funktioniert nicht bei fester Hose). Was macht der Beckenboden, während sich Ihr Unterbauch hebt? Er geht automatisch mit!

▶ Das Becken zu stabilisieren, ohne die Spannung zu verlieren, ist hier eine wahre Herausforderung.

Alternative Ausführungen:

- Bei Kniebeschwerden dickes Kissen unter die Knie legen.
- Bei Handbeschwerden auf die Fäuste stellen oder auf den Unterarmen üben.
- Im Wochenbett alternativ im Unterarmstütz üben, ebenso bei Senkungsbeschwerden.

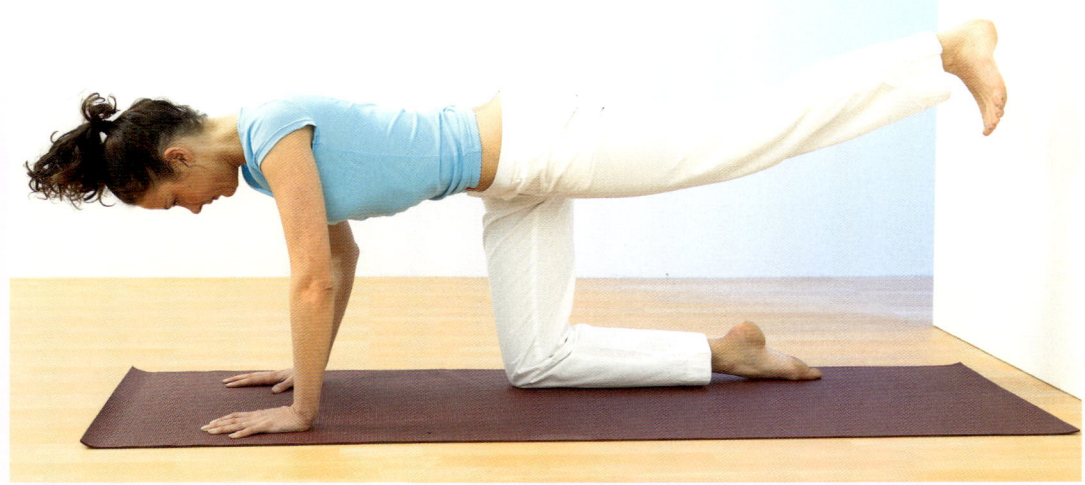

Kontrollhand-Steigerung:

- Heben Sie dabei ein Knie 1 mm ab.
- Heben Sie dabei eine Hand 1 mm ab.
- Heben Sie dabei ein Knie ab und versuchen Sie, das Bein unter Beibehalten der Unterbauchspannung nach hinten zu strecken (schwer!!!).
- Heben Sie die Hand ab und strecken den Arm aus.
- Arm und Bein unter Beibehalten der Unterbauchspannung strecken und beugen.
- Beide Knie 1 mm abheben, Zehen aufgestellt oder Füße lang.

Dies ist Schwerstarbeit!

Was sich hier so einfach anhört, bleibt selbst für die trainierte Muskulatur eine Herausforderung. Und wenn Sie den Arm und oder das Bein nicht ganz durchstrecken können, weil Sie sonst die Unterbauchspannung verlieren, dann ist das normal. Und: Bitte vergessen Sie beim Üben das Atmen nicht!

Erinnert Sie dies an Pilates?

Bei Pilates heißt es „Ziehen Sie Ihren Bauchnabel nach oben!" Gemeint ist letztendlich das Gleiche – vor und bei allen Übungen geht es stets darum, das Becken zu stabilisieren. Zusätzlich wird noch die spezielle Pilatesatmung verwendet: Vor der Übung wird in den seitlichen Brustkorb eingeatmet, sodass sich die Rippen spreizen, daraufhin wird ausgeatmet; dabei schließen sich die Rippen und bleiben während des flachen Weiteratmens geschlossen.

Kontrollhand im Stehen

Stellen Sie sich nur mit einer Unterhose bekleidet vor einen großen Spiegel. Legen Sie Ihren Unterbauch in Ihre Hände und stellen Sie sich vor, wie er sich langsam wie ein klebriger Hefeteig aus Ihren Händen nach hinten oben ablöst, betonen Sie die langsame Ausführung dieser Bewegung. Die Wirbelsäule bewegt sich nicht. Legen Sie Ihre Hände auch mal direkt unter den Busen auf Ihre Rippen, diese öffnen sich dabei nicht (schwer!).

◀ Ja! Hier haben wirklich alle Muskeln etwas zu tun.

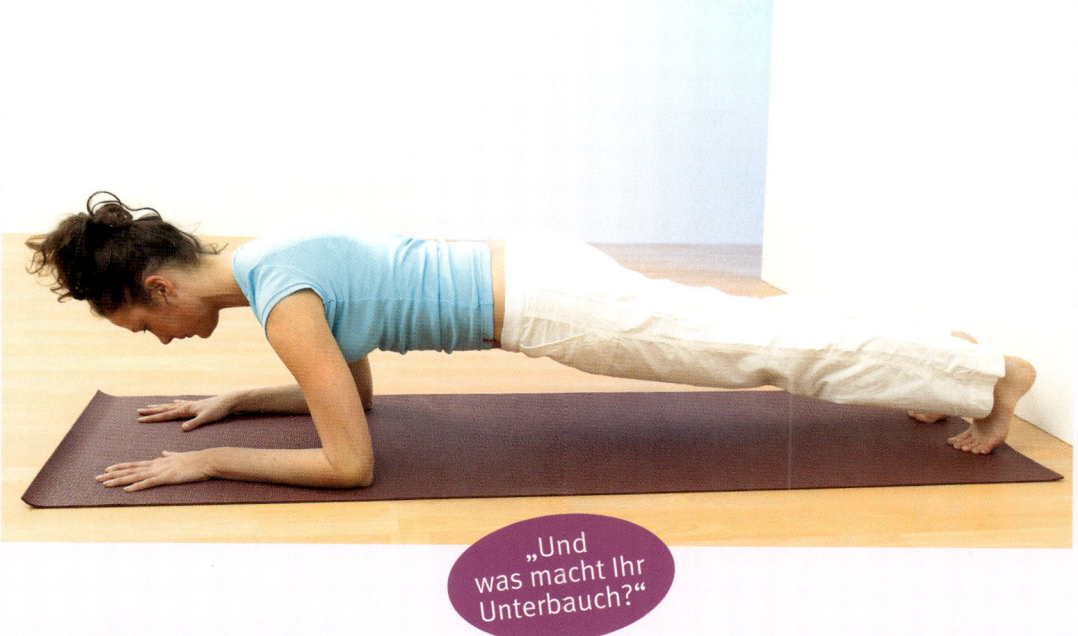

„Und was macht Ihr Unterbauch?"

Ganzkörperwunder

- Aus dem Vierfüßlerstand begeben Sie sich in den Unterarmstütz, strecken erst das eine Bein nach hinten, stellen die Zehen auf, und dann das andere Bein. Knie nicht maximal durchstrecken!
- Halten Sie diese Brückenposition mit langem Rücken und angespanntem Unterbauch über zwei bis drei Atemzüge, gehen Sie auf die Knie zurück und lösen Sie dann erst die Spannung. Sechs- bis zehnmal und später in gesteigerter Form.

Steigerung:
- In der Brückenposition Gewicht verlagern: vor – rück, rechts – links.
- In der Brückenposition das Becken nach oben aufdrehen: rechts – links.
- In der Brückenposition einen Fuß anheben und das Bein nach oben strecken: rechts – links; dabei unbedingt auf die Bauchspannung und Beckenstellung achten.
- Da während dieser Übung die untere Rückenmuskulatur sehr stark beansprucht wird, dehnen Sie diese bitte zwischendurch mit der Übung „das lange Päckchen" (Seite 89)

Mehr geht nicht! Diese Übung erfordert jede Menge Muskeln. Während der gesamten Übung fährt die ganze Zeit die unsichtbare Kontrollhand den Bauch hoch und·hinunter!

▶ **Spüren Sie die Muskeln unter Ihren Rippen? Dann machen Sie es richtig!**

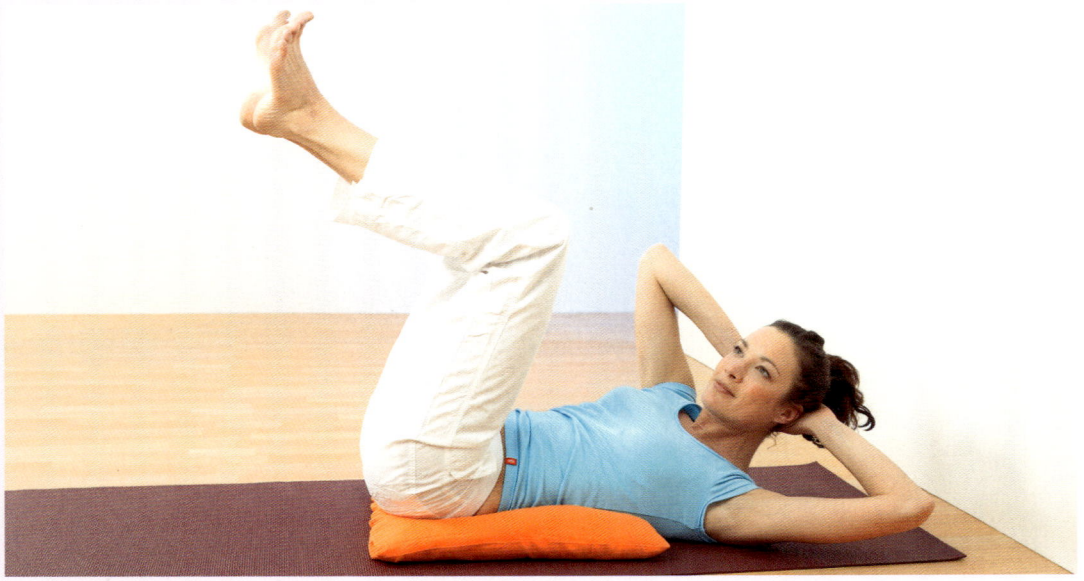

Schräge Bauchmuskeln

- Stellen Sie die Beine auf und heben Sie sie nacheinander angewinkelt hoch. Halten Sie die Beine dort im rechten Winkel, drücken Sie die Fersen aneinander, Zehen zeigen leicht nach außen. Verschränken Sie die Arme hinter dem Kopf, die Ellenbogen zeigen nach außen, der Kopf liegt gemütlich in den Händen.
- Atmen Sie genüsslich aus, dabei zieht sich der Bauchnabel nach hinten/oben bzw. der Unterbauch zieht zum BH-Verschluss, die Hände mit dem Kopf heben sich ab, Sie rollen den Oberkörper auf und erst dann, wenn beide Schultern fast über dem Boden schweben, ziehen Sie mit der rechten Schulter schräg zum linken Knie.
- Die Ellenbogen gucken während der ganzen Übung nach außen!

Dauer: Dreimal 6 Wiederholungen (später 8, 10 oder 12 Wiederholungen), dann die Seite wechseln.

WISSEN

Alternative

- Die Beine bleiben aufgestellt, Fersen drücken in den Boden.
- Ein Bein angewinkelt über das andere schlagen, Knie dabei nach außen.
- Bei Nackenbeschwerden auf klassische Übung zurückgreifen: Der Kopf bleibt liegen. Rechte Hand drückt über drei Atemzüge gegen im rechten Winkel gehaltenes Knie. Arm und Bein ausstrecken.
- Großes Kissen unter den Po, falls sich der Beckenboden dabei herauswölbt, ansonsten ohne Kissen!

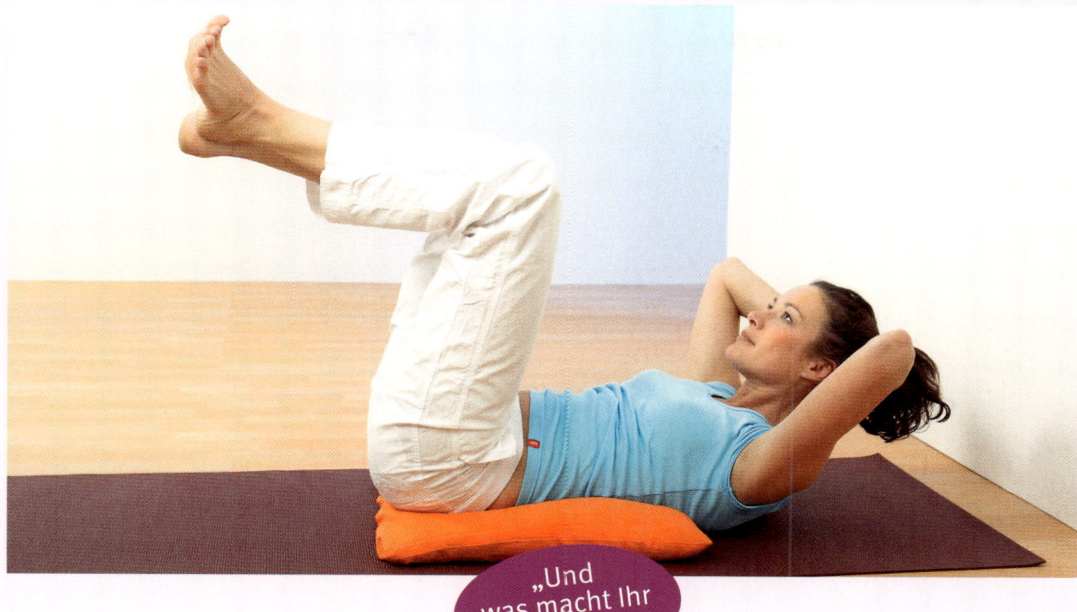

◀ Üben Sie bitte so, dass Sie noch ein gutes und angenehmes Gefühl in Ihrem Nacken haben.

„Und was macht Ihr Unterbauch?"

Gerade Bauchmuskeln

- Stellen Sie die Beine auf und heben Sie sie nacheinander angewinkelt hoch. Halten Sie die Beine dort im rechten Winkel, drücken Sie die Fersen aneinander, Zehen zeigen leicht nach außen. Verschränken Sie die Arme hinter dem Kopf, die Ellenbogen zeigen nach außen, der Kopf liegt gemütlich in den Händen.
- Beim nächsten Ausatmen ziehen Sie wieder den Bauchnabel nach hinten/oben und rollen den Oberkörper gerade Richtung Decke hoch, bis sich die Schulterblätter von der Unterlage lösen. Die Ellenbogen bleiben wieder außen.
- Beachten Sie: Die Bewegung geht zur Decke, nicht zu den Knien! Die Ellenbogen gucken die ganze Zeit nach außen!

Dauer: Dreimal 6 Wiederholungen (später 8, 10 oder 12 Wiederholungen).

WISSEN

Alternative

- Die Beine sind aufgestellt, Fersen drücken in den Boden.
- Ein Bein angewinkelt über das andere schlagen, das Knie zeigt nach außen.
- Bei Nackenbeschwerden: Kopf liegt in einem Handtuch, das die Hände halten oder beide Hände drücken gegen die angewinkelt gehaltenen Knie, Kopf bleibt liegen, auf Grundspannung vom Bauch achten!
- Großes Kissen unter den Po, falls Beckenboden noch nicht gegenhalten kann, ansonsten ohne Kissen!

▶ Bitte schummeln Sie nicht mit Ihren Schulter- und Armmuskeln .... Aus dem Bauch kommt die Kraft!

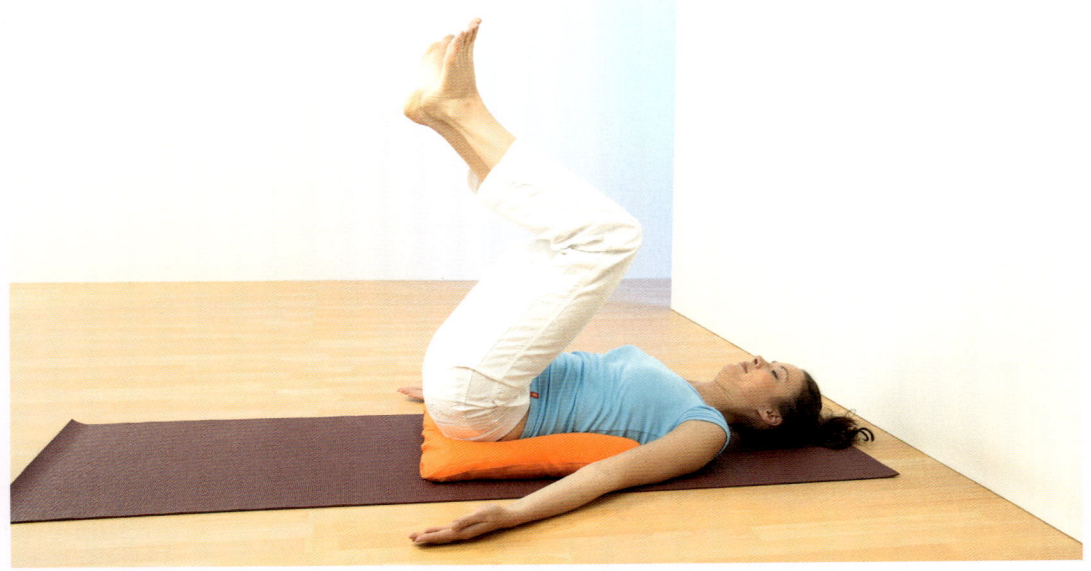

Untere Bauchmuskeln

- Legen Sie ein Kissen unter Ihr Becken. Stellen Sie die Beine auf und heben Sie sie nacheinander angewinkelt hoch. Halten Sie die Beine dort im rechten Winkel, drücken Sie die Fersen aneinander, die Zehen zeigen leicht nach außen. Die Arme liegen neben dem Körper, die Handaußenflächen drücken in den Boden, die Schultern ziehen zu den Füßen.
- Beim nächsten Ausatmen rollen Sie Ihr Becken vom Kissen ab, der Winkel in den Knien verändert sich nicht, die Beine werden sich dabei automatisch etwas in Richtung Körper bewegen. Wieder herunterrollen.
- Beim nächsten Mal bleibt nun auch der Winkel in den Hüftgelenken unverändert, Sie arbeiten nur mit der Kraft der Bauchmuskulatur, um die Lendenwirbelsäule hochzurollen, die Beine bleiben bewegungslos Das ist zumindest das Ziel, auf dass Sie hinarbeiten wollen!

Dauer: Dreimal 6 Wiederholungen (später 8, 10 oder 12 Wiederholungen).

Steigerung:
- Die Beine etwas nach rechts bewegen, dann das Becken hochrollen, Seite wechseln.
- Das Kissen weglassen.

◄ Kombinieren Sie diese Übung immer mit der Kontrollhand!

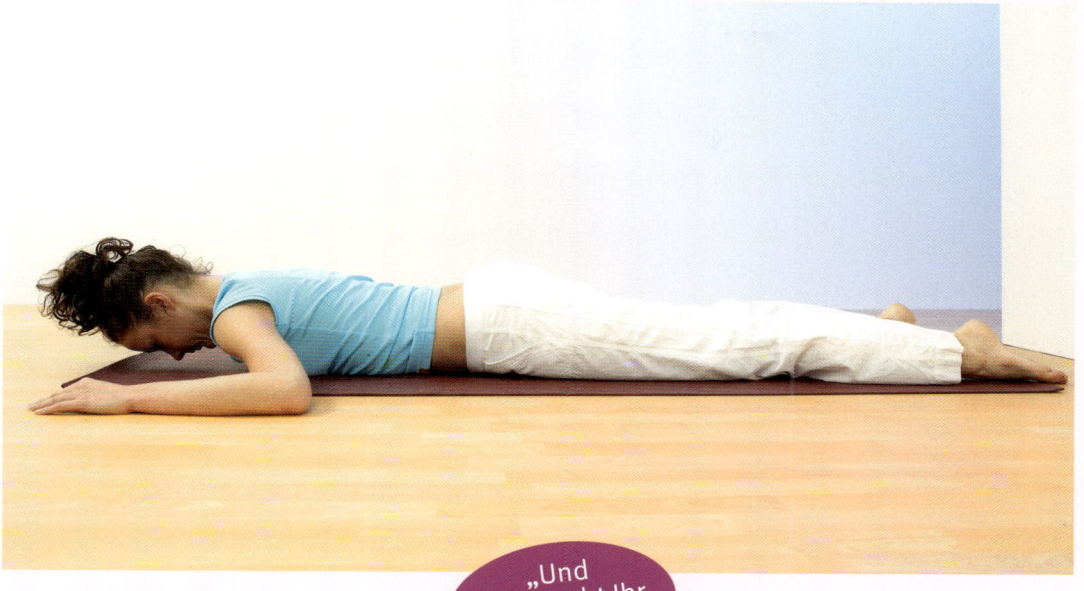

„Und was macht Ihr Unterbauch?"

Rücken-Bauch-Kombi

- Legen Sie die Arme in die U-Position, die Beine sind beckenbreit auseinander, die Füße liegen oder sind aufgestellt. Beim nächsten Ausatmen heben Sie den Unterbauch langsam nach oben hoch, das Schambein drückt dabei in den Boden.
- Nun heben Sie den Kopf ab, der Blick geht nach unten, der Nacken wird faltenfrei. Halten Sie diese Spannung über zwei bis drei Atemzüge, legen Sie den Kopf wieder ab und lösen Sie die Spannung. Denken Sie bei dieser Grundübung und allen Varianten immer an Ihre Kontrollhand (Seite 73), damit Sie Ihr Becken optimal stabilisieren.
- Hinweis: Die Wirbelsäule bewegt sich nicht und der Po hat auch nichts zu tun!

Dauer: Sechs Wiederholungen

WISSEN

Alternative

- Bei großer Oberweite oder einem Stillbusen: Kissen unter den Bauch legen.
- Ebenso im Wochenbett: Grundsätzlich zur Rückbildung der Gebärmutter Kissen unter den Bauch legen.
- Die Bauchlage an sich ist für viele Menschen heutzutage schon eine große Herausforderung. Wenn sie nicht schmerzfrei möglich ist (evtl. mit Kissen), üben Sie zunächst in anderen Positionen.
- Dehnen Sie sich zwischen den Übungen im Päckchensitz.

Varianten der Rücken-Bauch-Kombi

Variante 1: Für kernige Schulterblattmuskeln

- Gleiche Ausgangsstellung, nur die Oberarme liegen etwas näher am Oberkörper. Nun bauen Sie beim Ausatmen wieder die Spannung auf (Ziehen Sie den Unterbauch nach hinten oben und lassen Sie Ihr Becken schmal werden.) und heben den rechten Arm 10 cm von der Unterlage ab, ohne dass im Rest des Körpers irgendeine Gegenbewegung stattfindet. Über zwei bis drei Atemzüge halten, dann die Seite wechseln. Wenn es gut geht, beide Arme abheben.

Dauer: Jeweils dreimal über 2 bis 3 Atemzüge.

Variante 2: Gruß an die Rückenstrecker

- Wie die erste Variante und beim Abheben der Arme die Ellenbogen nach hinten zur Taille ziehen, bis die Oberarme den Körper berühren. Dann die Arme in die U-Halte zurückbringen oder, wenn möglich, weiter ausstrecken. Die Bewegung findet nur so lange und so weit statt, wie der Unterbauch und Beckenboden gegenhalten können.

Dauer: Jeweils dreimal über 2 bis 3 Atemzüge.

Variante 3: Straffe Oberarmrückseiten

- Wie die erste Variante, nur werden die Arme nach dem Abheben neben die Hüften ausgestreckt. Dann drücken sich die Oberarme fest an den Oberkörper und Sie beugen und strecken die Ellenbogen (Daumen gehen dabei zu den Schultern).

Dauer: Dreimal 6 Wiederholungen (später 8, 10 oder 12 Wiederholungen).

Variante 4: Straffe Schenkel

- Wieder Bauchlage mit Armen in der U-Halte. Spannung aufbauen (Unterbauch heben, Schambein nach unten). Ohne Mitbewegung des Körpers das rechte Bein einige Zentimeter abheben, dabei weit nach unten herausschieben. Das Becken darf sich dabei nicht aufdrehen!

Dauer: Jeweils dreimal 6 Wiederholungen (später 8, 10 oder 12 Wiederholungen), dann die Seite wechseln.

Tipp: Hier lässt sich bei Bedarf gut eine Kräftigung des hinteren Schließmuskels einbauen. Beim Aufbauen der Spannung kommt noch das Zuschnüren des Anus hinzu (ruhig einmal den Mittelfinger von außen sanft drauflegen und nachspüren, ob die Spannung ankommt). Diese Spannung wird jeweils beim Hochheben des Beines verstärkt.

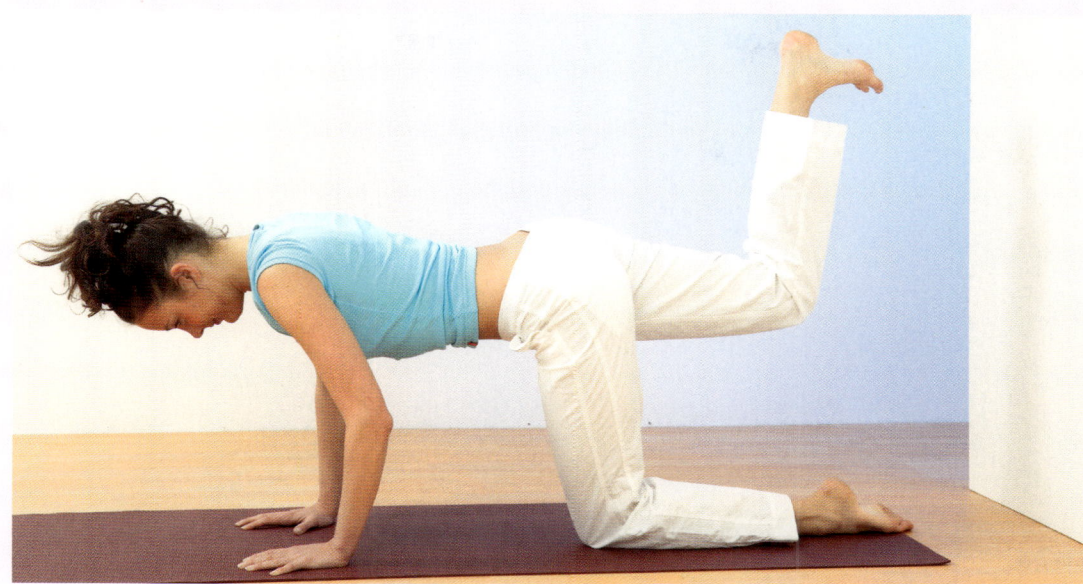

◀ Viel Fleiß bringt einen schönen Preis: auf dem Weg zum kräftigen Popo.

Kräftigung der Hüftmuskulatur

Wer hat sie nicht gerne: stramme Beine? Leider ist der normale Alltag nicht gerade dazu da, die Hüftmuskulatur dementsprechend zu fordern, deshalb muss man ein bisschen nachhelfen.

Alle Kräftigungsübungen für die Hüftmuskulatur sind wunderbar nach der Schwangerschaft, da diese Muskulatur sich in den neun Monaten gerne vollständig verabschiedet.

Knackpopo

- Nehmen Sie den Vierfüßlerstand ein: Die Hände stehen unter den Schultern, Ellenbogen nicht durchgedrückt, Finger zeigen nach vorn. Knie unter den Hüften, Wirbelsäule lang, Kopf in Verlängerung der Wirbelsäule, Blick zwischen die Hände.

- Beim nächsten Ausatmen wieder üblicher Spannungsaufbau, dann das rechte Knie vom Boden lösen und unter Beibehalten der Unterbauchspannung nach oben heben, bis die Hüfte gestreckt ist. Das Bein bleibt dabei angewinkelt, die Ferse

zeigt zur Decke. Nun das Bein noch ein Stück weiter hochheben.

Dauer: Jeweils dreimal 6 Wiederholungen (später 8, 10 oder 12 Wiederholungen), dann die Seite wechseln.

▶ Schieben Sie Ihr Bein erst in die Länge, bevor Sie es hochheben.

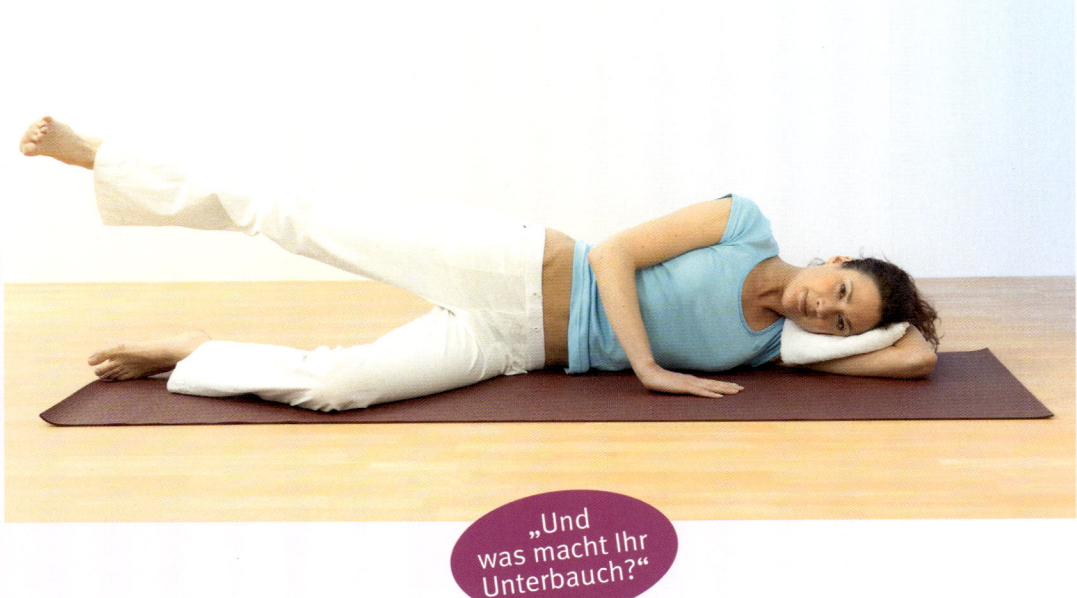

„Und was macht Ihr Unterbauch?"

Reiterhose ade

- Der Kopf liegt auf dem unteren angewinkelten Arm, der obere Arm stützt vor dem Oberkörper, die Fingerspitzen zeigen dabei zum Kopf, beide Beine leicht angewinkelt. Hüfte und Schulter sind auf einer Linie.
- Beim nächsten Ausatmen Spannung aufbauen und das obere Bein in die Länge herausschieben. Dann das Bein unter Beibehaltung der Länge nach oben heben. Ihr Fuß, die Kniescheibe und der Beckenknochen zeigen dabei nach vorn.
- Hinweis: Das Bewegungsausmaß ist bei korrektem Spannungsaufbau sicher geringer, als Sie denken!

Dauer: Dreimal 6 Wiederholungen (später 8, 10 oder 12 Wiederholungen), danach Knie vor dem Bauch ablegen und Dehnung nachspüren.

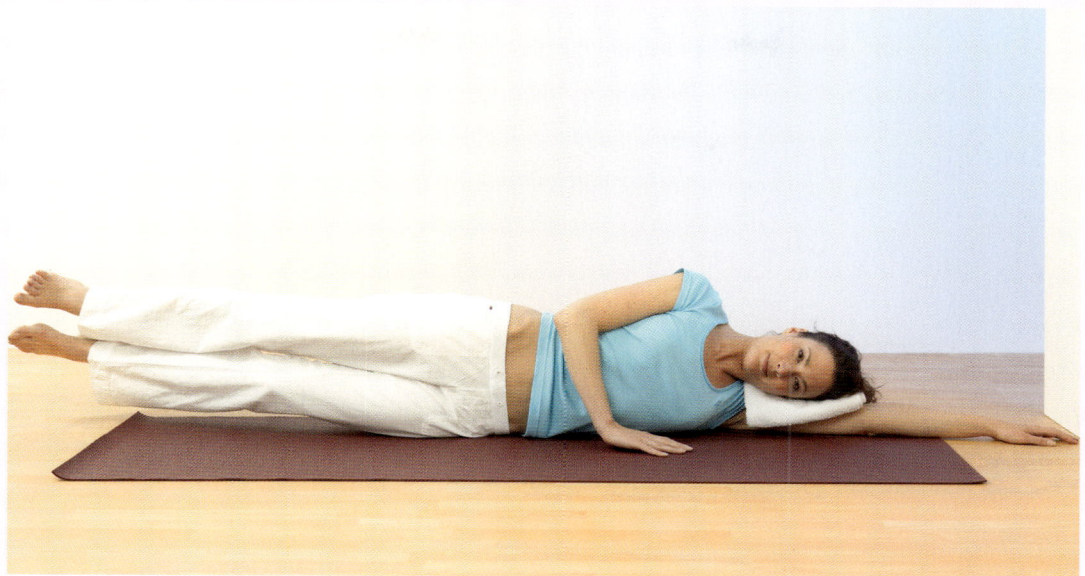

◄ Gehen beide Beine hoch, muss der Beckenboden kräftig gegenhalten.

Steigerung: Jeweils mit angewinkelten Beinen üben, dann ist die Belastung des Hüftgelenks geringer.

■ Nun den unteren Arm ausstrecken, beim nächsten Ausatmen Spannung aufbauen, das obere Bein hochheben und in die Länge strecken, das untere Bein ebenfalls strecken und zum oberen Bein führen, bis die untere Ferse die obere Ferse berührt.

Dauer: Dreimal 6 Wiederholungen (später 8, 10 oder 12 Wiederholungen), danach Knie vor dem Bauch ablegen und Dehnung nachspüren. Dann die Seite wechseln und beide Übungen wiederholen.

WISSEN

Nicht mit Hüftprothese anwenden

Sollten Sie eine Hüftendoprothese haben, denken Sie bitte daran, dass Sie Scherbewegungen mit dem Bein nach innen unterlassen!

» Warum brauche ich Dehnübungen?

Während meiner jahrelangen Arbeit in der Praxis habe ich festgestellt, dass so gut wie alle Frauen, die mit Schwierigkeiten rund um den Beckenboden zu mir kommen, eines gemeinsam haben: Sie haben unbewegliche Hüftgelenke.

Eine freie Hüfte, wie es so schön heißt, sehe ich nur selten. Das zeigt, wie wichtig es ist, sich mit der Dehnung der umgebenden Muskeln zu beschäftigen und sie unbedingt in den Alltag zu übernehmen. Für einen funktionstüchtigen Beckenboden, für ein Leben ohne steifes Kreuz, für ein schönes und elastisches Gangbild, für ein Wohlbefinden im Körper und nicht zuletzt für einen schmerzfreien Geschlechtsverkehr sind gut gedehnte Becken-Bein-Muskeln ein Must-have! Besondere Aufmerksamkeit verdienen meist die Hüftbeuger.

Dehnübungen lassen sich wunderbar in den Alltag übernehmen, sei es im Bett vor dem Aufstehen oder Einschlafen (manche funktionieren auch mit einem Buch in der Hand), beim Fernsehen, vor und/oder nach dem Sport, beim Telefonieren etc. Wir wissen, wie bedeutsam es für die Muskulatur ist, aus ihrer eintönigen Arbeit zwischendurch immer wieder herausgeholt zu werden.

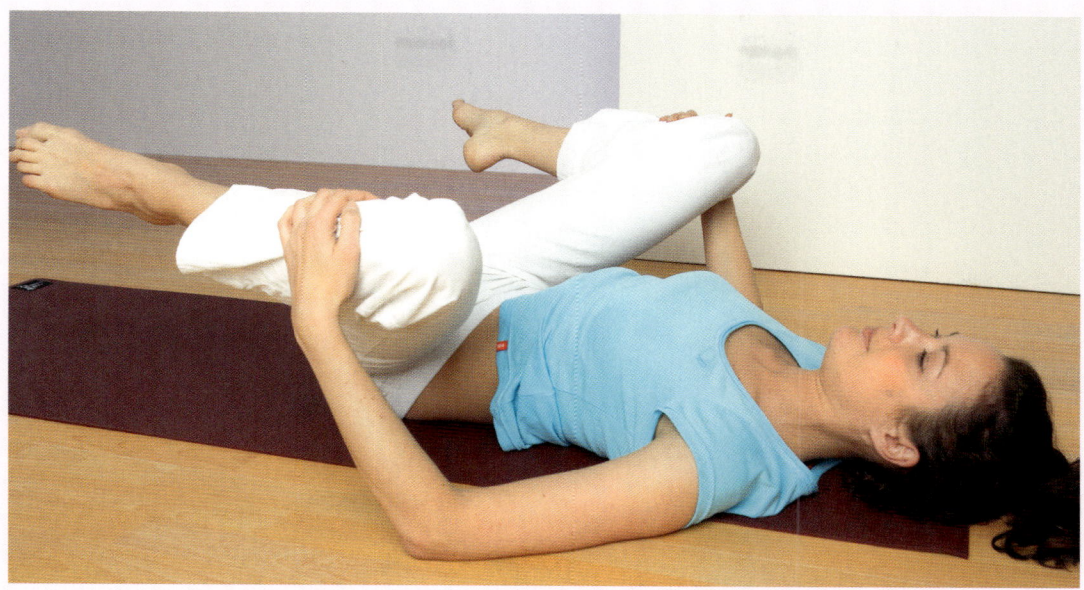

◄ Spüren Sie nach, wie
Ihre Sitzknochen aus-
einandergleiten.

Die Außenrolle

- Ziehen Sie Ihre Beine nacheinander eng an den Bauch und legen Sie die Hände auf die Knie. Ruhig ein- und ausatmen und die Dehnung des unteren Rückens genießen. Dann beginnen Sie mit sanfter Führung der Hände, die Hüften nach außen und wieder nach innen zu rollen. Lassen Sie die Bewegungen langsam größer werden.

- Halten Sie über einige Atemzüge inne, wenn die Knie außen sind, und spüren Sie die Dehnung von Innenseiten und Beckenboden nach.

Dauer: Sechs langsame Kreise, dann gedehnt halten und dabei tief in den unteren Bauch und zum Beckenboden hin atmen.

Tipp: Noch intensiver wird die Dehnung für den Beckenboden, wenn Sie die Hände direkt gesäßnah auf der Oberschenkelrückseite platzieren. Stellen Sie sich während des Atmens am Schluss vor, wie die Sitzknochen langsam auseinandergleiten. Wunderbar bei allen Verspannungs- und Schmerzzuständen im Beckenboden!

▶ **Wenn Sie jetzt ein angenehmes Ziehen in
der Kniekehle spüren,
machen Sie es richtig.**

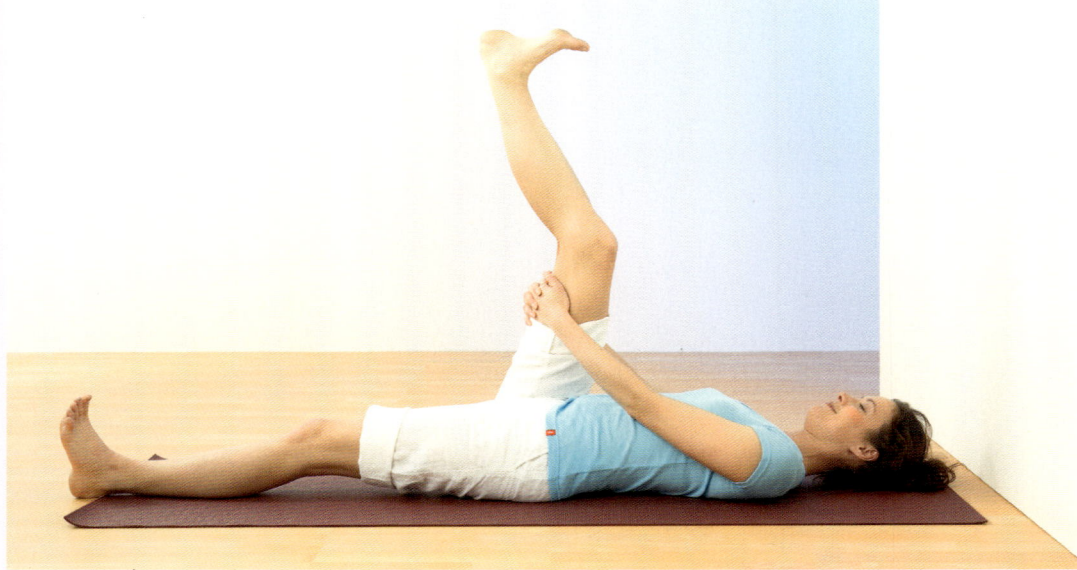

Rückseitenstrecker

■ Das linke Bein liegt gestreckt auf.
Ziehen Sie das rechte Bein zum Kör-
per, umarmen Sie mit beiden Hän-
den den Oberschenkel und strecken
Sie langsam den rechten Fuß zur
Decke. Spüren Sie über einige ruhige

Atemzüge die angenehme Dehnung
in Ihrer Oberschenkelrückseite nach,
die nach Bedarf verstärkt werden
kann, wenn die ganze Fußsohle zur
Decke zeigt.

Dauer: Über einige Atemzüge, dann
die Seite wechseln, bei Bedarf wiederholen.

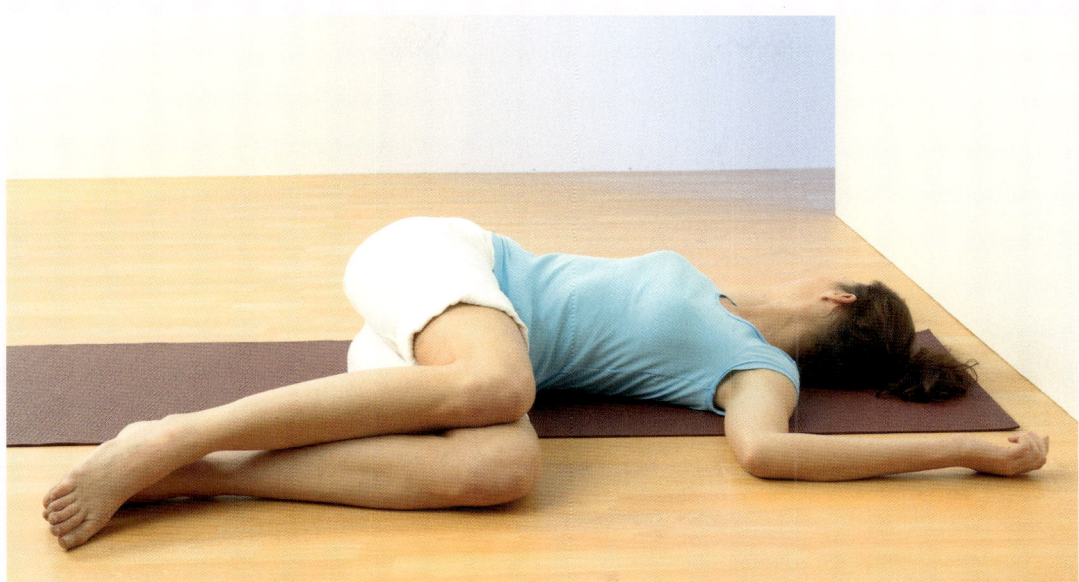

◀ Diese Übung eignet sich übrigens auch, wenn sich Ihre Wirbelsäule „verhakt" hat.

Drehdehnung und Atmung

Prima für die Beinaußenseite und Flanke:

- Legen Sie Ihre Arme in die U-Halte neben den Körper. Stellen Sie die Beine auf und lassen Sie sie beim nächsten Ausatmen nach links sinken. Atmen Sie einige ruhige Atemzüge in Ihre rechte Flanke und stellen Sie sich vor, wie sich die Rippen durch die Atmung spreizen und schließen.

Dauer: Jede Seite ein- bis dreimal.

WISSEN

Alternative

- Nur das rechte Bein ist aufgestellt und sinkt nach links, das linke Bein bleibt gestreckt liegen.
- Die Arme sind nach oben gestreckt hingelegt.
- Die Arme sind zur Seite gestreckt hingelegt und werden vor dem Ausatmen weit zur Seite herausgeschoben.
- Bei Schulterschmerzen: Arm mit Kissen unterlagern oder im Ellenbogen strecken und dann so weit wieder an den Körper heranführen, dass es nicht mehr wehtut.

▶ Fühlen Sie die Entspannung im unteren Rücken ...

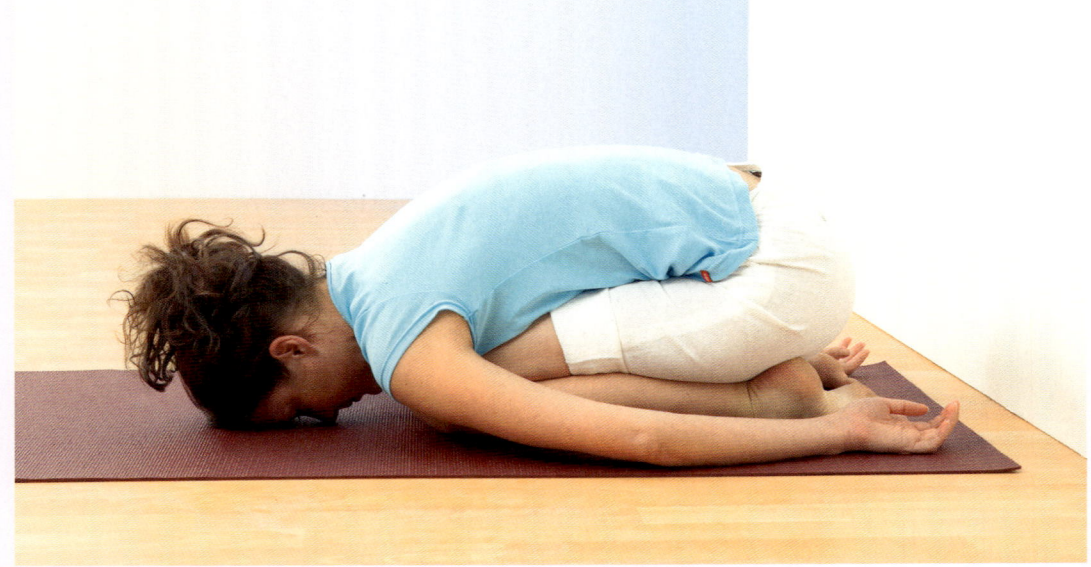

Kurzes Päckchen

Prima für den unteren Rücken:

- Kommen Sie über den Vierfüßlerstand nach hinten, sodass sich der Po auf die Fersen setzt, die Arme liegen neben den Unterschenkeln, die Schultern dürfen hängen, der Kopf legt sich auf den Boden.

Dauer: Solange es Ihnen angenehm erscheint.

WISSEN

Alternative

- Bei Kniebeschwerden jeweils ein Kissen unter und auf den Unterschenkeln platzieren.
- Bei größerer Oberweite: Die Knie leicht öffnen und dann dehnen.
- Eventuell kleines Kissen unter die Stirn legen.

◀ ... und hier zusätzlich die Dehnung der Brust- und Armmuskulatur.

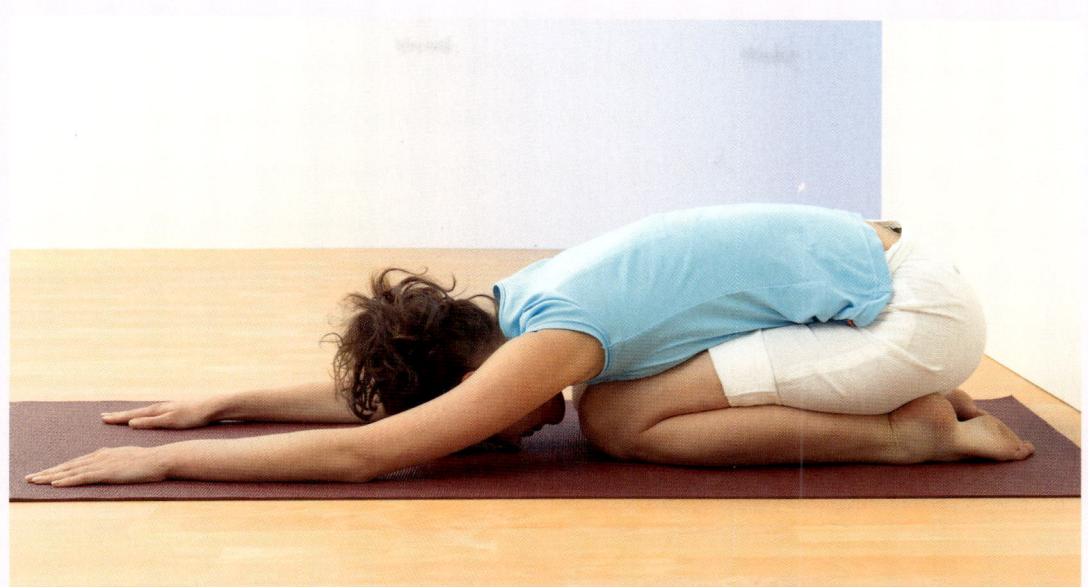

Langes Päckchen

Prima für den unteren Rücken und die Arme:

- Die Übung funktioniert genauso wie beim kurzen Päckchen (auch Alternativen und Dauer), nur die Arme werden lang nach vorne herausgestreckt abgelegt. Dann evtl. zusätzlich noch mit einer Hand etwas nach vorne krabbeln und die Dehnung halten.

▶ Wachsen Sie wieder in
die Länge nach oben.

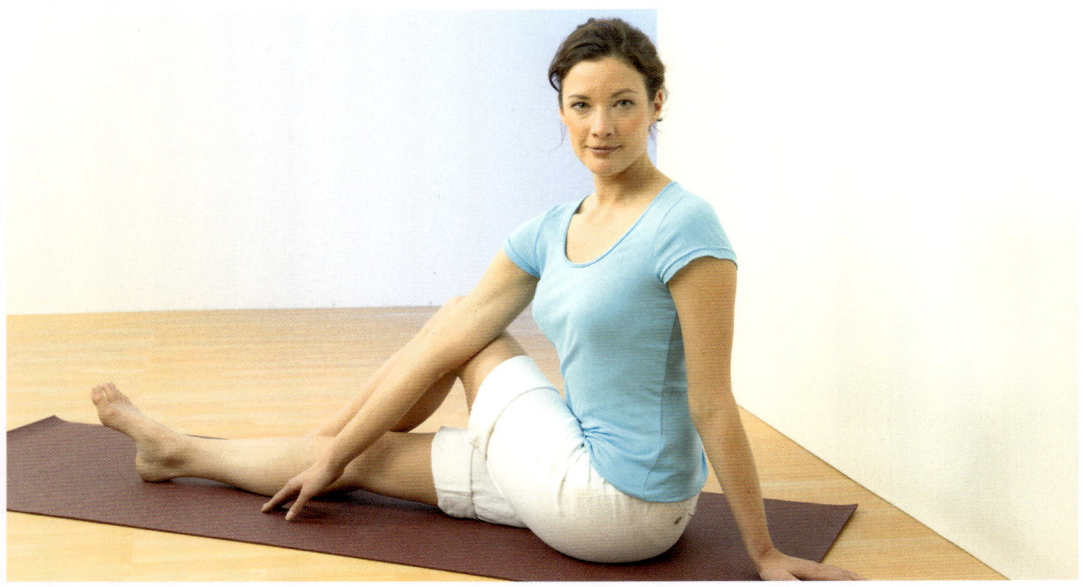

Langsitzdreh

Besonders gut für die Hüftdrehmus-
kulatur:
- Die Beine sind nach vorne gestreckt,
  der Oberkörper aufgerichtet, die
  Hände stützen hinten ab. Stellen
  Sie den linken Fuß neben das rechte
  Bein. Der rechte Arm liegt an der
  Außenseite des linken Beines.

- Beim nächsten Ausatmen drehen Sie
  den Oberkörper nach links, der Blick
  folgt. Der rechte Ellenbogen hält
  dabei das linke Knie oder den linken
  Oberschenkel fixiert.

Dauer: Über einige sehr ruhige Atemzüge halten, dann die Seite wechseln.
Halten Sie die Spannung so lange, bis
sie nachlässt.

Leistendehnung

Für den Hüftbeuger:

- Halten Sie sich an einem Stuhlrücken fest. Das linke Bein macht einen Ausfallschritt nach hinten, das rechte Knie beugt sich dabei, bis das Knie genau über dem Fuß (nicht davor) ist. Dann schieben Sie die linke Hüfte nach vorn und gleichzeitig die linke Ferse in den Boden, bis Sie eine Dehnung in der linken Hüftbeuge und in der linken Wade spüren. Kontrollieren Sie, dass beide Beckenhälften nach vorne zeigen.

Dauer: Über einige Atemzüge halten, dann Seitenwechsel. Bei Bedarf wiederholen.

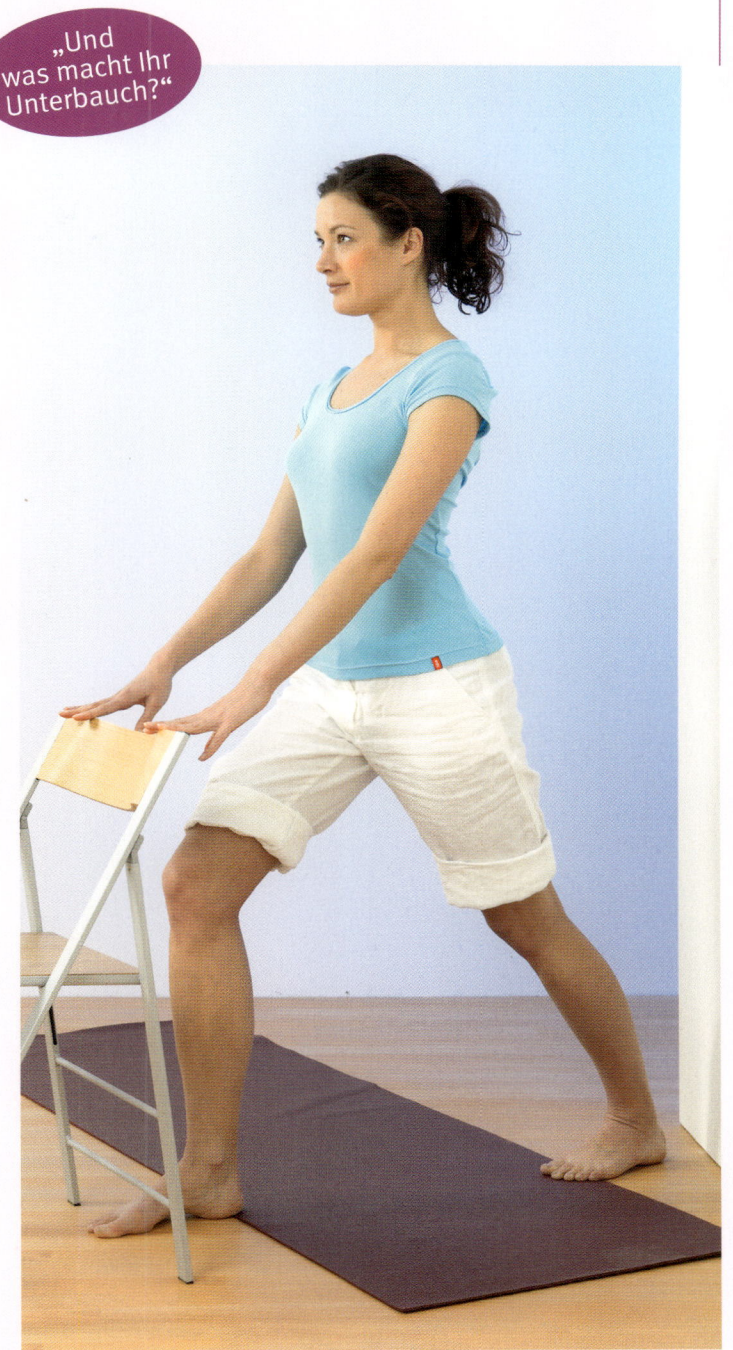

„Und was macht Ihr Unterbauch?"

WISSEN

Alternative

- Wenn nichts zum Abstützen da ist: Die Hände locker auf den Po legen.
- Wenn Sie z. B. die rechte Hüfte dehnen, die rechte Unterarminnenseite an eine Wand legen oder in einen Türrahmen, Ellenbogen unter der Schulterhöhe. So dehnen Sie gleichzeitig die immer verkürzte Brustmuskulatur (besonders bei Schreibtischtäterinnen, Kinderschlepperinnen und Stillmüttern). Seien Sie dabei sanft mit sich, man dehnt auch gerne mal zu viel … Am besten klappt's bei aufgewärmter Muskulatur nach dem Duschen oder Sport.
- Wenn die Wadenmuskulatur so kurz ist, dass die Dehnung nur dort zu spüren ist, lösen Sie die Ferse vom Boden, damit die Dehnung im bedürftigen Hüftbeuger ankommt. Dann rollen Sie das Schambein zum Bauchnabel, bis Sie die Dehnung deutlich in der Leiste spüren.

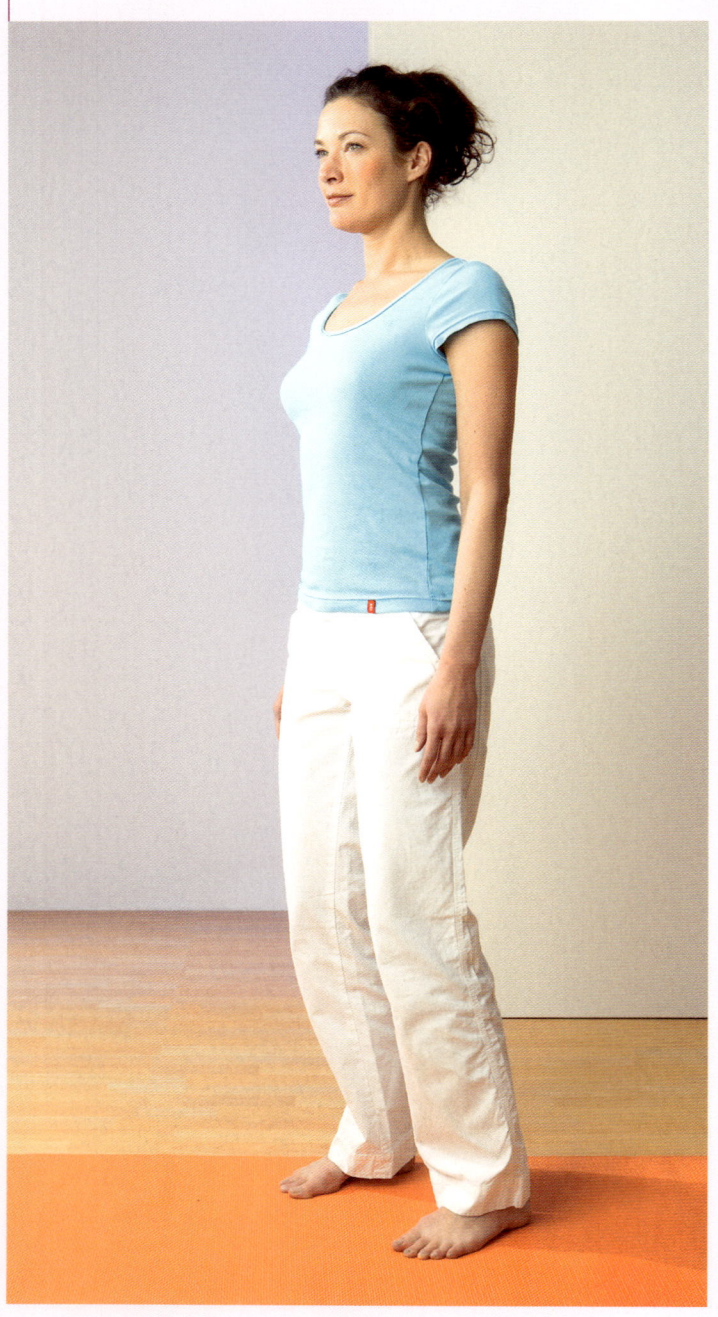

Leistendehnung für zwischendurch

Tatsächlich ist es so, dass für die Hüftbeuger der meisten Menschen das richtige Stehen ohne „eingezogenen Schwanz" und „vorgezogenes Becken" schon eine große Herausforderung ist!

- Gewöhnen Sie sich zusätzlich an, zwischendurch, zum Beispiel in Wartesituationen, immer mal einen kleinen Schritt mit einem Fuß nach hinten zu machen und die Leiste dieses Beines so unauffällig zu dehnen.
- Gleichzeitig wachsen Sie zwei Zentimeter in die Länge. Wenn Sie die Dehnung verstärken wollen, ziehen Sie noch das Schambein vorsichtig zum Bauchnabel und ziehen den Bauchnabel dabei nach oben.

◀ Von hier aus in eine kleine Schrittstellung zu gehen kann den Beckenboden entlasten.

Den Händen hinterher

Prima für die gesamte Rückseite:
- Die Knie sind locker gebeugt. Sie lassen Ihre Hände locker an den Oberschenkeln entlang nach unten sinken. Stellen Sie sich vor, Ihre Hände wären bleischwer. Es folgen die Arme, die Schultern, der Kopf, die Hals-, die Brust- und die Lendenwirbelsäule. Die Hände lösen sich und kommen entweder in Richtung oder ganz zum Boden. Genießen Sie diese Dehnung über einige Atemzüge und kommen Sie ganz langsam wieder hoch.

WISSEN

Alternative
- Bei Instabilitätsgefühl im Rücken: Langsam an den Beinen hinuntergleiten und auch wieder hochkrabbeln.
- An einer Wand üben: Popo an die Wand, Füße fußbreit von der Wand entfernt. Dann Wirbel für Wirbel hinunter- und später an der Wand wieder hochrollen.

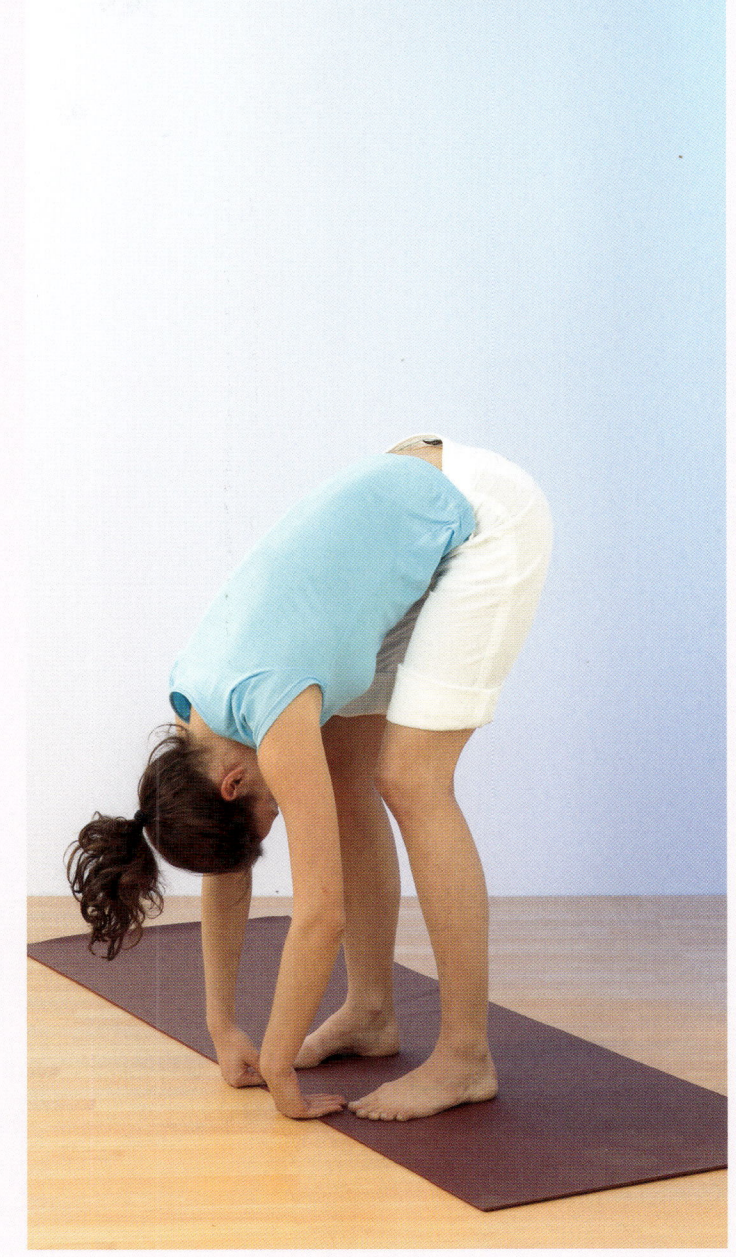

▶ Diese Übung erfreut auch die hinteren Körperfaszien.

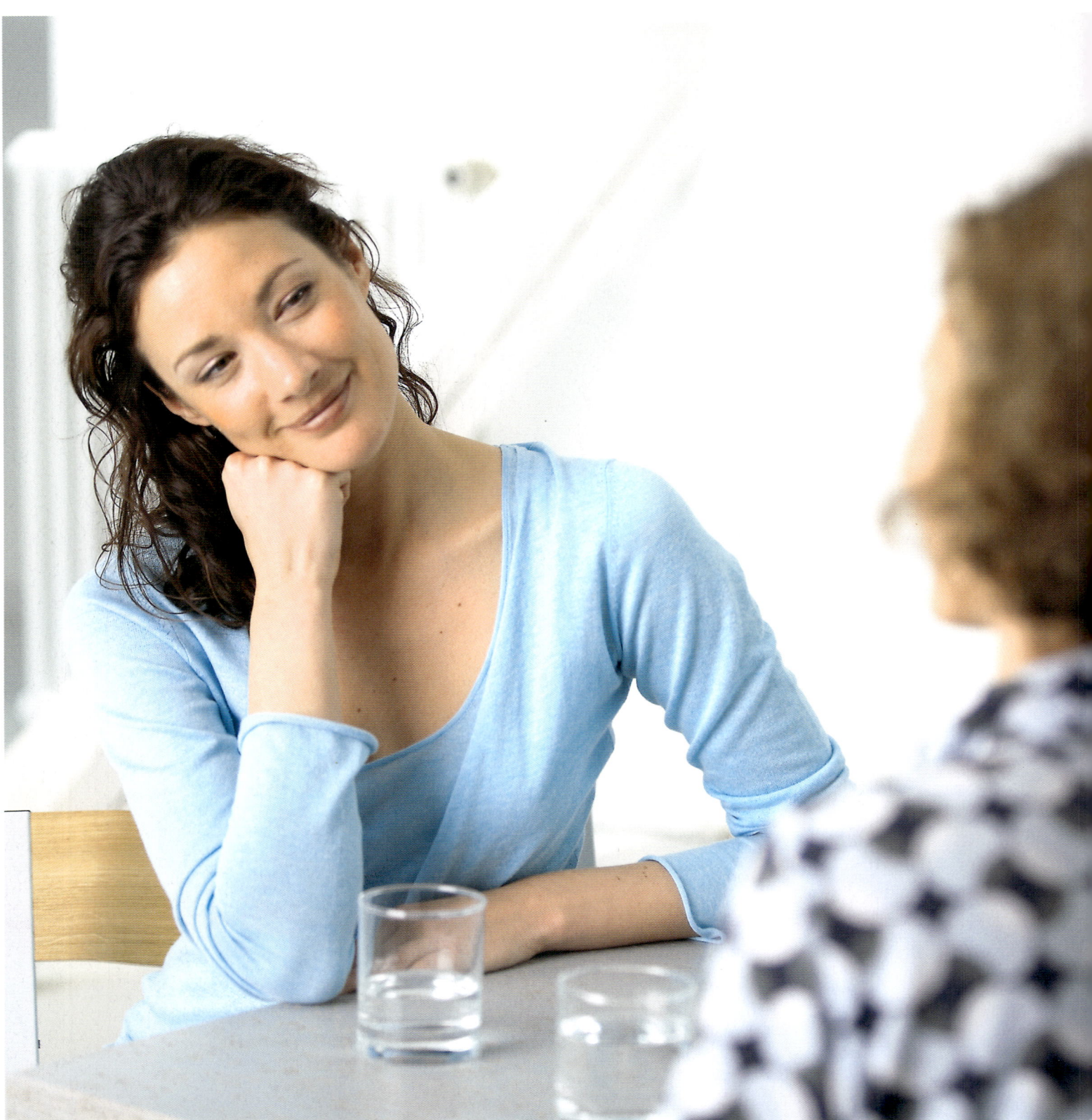

Beckenboden-bewusst leben

Der Beckenboden muss immer stärker als der Bauch-
raumdruck sein. Ziel dieses Buches ist es, dass Sie
von nun an erkennen, wann Gefahr im Verzug ist.
Zuerst ist dafür sehr viel Konzentration nötig, später
automatisieren sich dann alle Vorgänge.

Beachtet und geschützt

Eine gute Nachricht für Sie: Das Schonen Ihres Beckenbodens ist genauso wichtig für diesen zarten Bereich Ihres Körpers wie das Kräftigen! Wenn Sie in Zukunft einmal Ihre Übungen vergessen sollten, aber dafür an diesem Tag behutsam mit Ihrem Beckenboden umgegangen sind, ist das auch schon gut.

Im Übungsteil haben Sie bereits erfahren, wie Sie Ihren Beckenboden trainieren, doch auch im täglichen Leben sollten Sie ab sofort immer im Hinterkopf behalten, wie Sie Ihren Beckenboden schonen. Das fleißigste Turnen nützt nichts, wenn der Beckenboden im Alltag vernachlässigt oder ständig nach unten hinausgedrückt wird.

Hinweis: Mütter von Mädchen, bitte geben Sie diese Tipps frühzeitig weiter! Wenn die 5-Jährige schon mitbekommt, dass man nicht mit hochrotem Kopf auf der Toilette sitzt und presst, was das Zeug hält, hat sie später einen riesengroßen Vorsprung!

Die drei goldenen Regeln für den Beckenboden

1. Sicherung anschalten vor jeder Druckerhöhung (Husten, Bauchmuskelübungen, Heben etc.).
2. Beckenbodenpartner aktivieren: Die anderen Muskeln helfen mit (aufrechte Haltung), dadurch wird die Belastung reduziert.
3. So wenig Belastung wir möglich: kein zusätzlicher Druck auf den Beckenboden (Pressen auf dem WC, Schleppen schwerer Lasten).

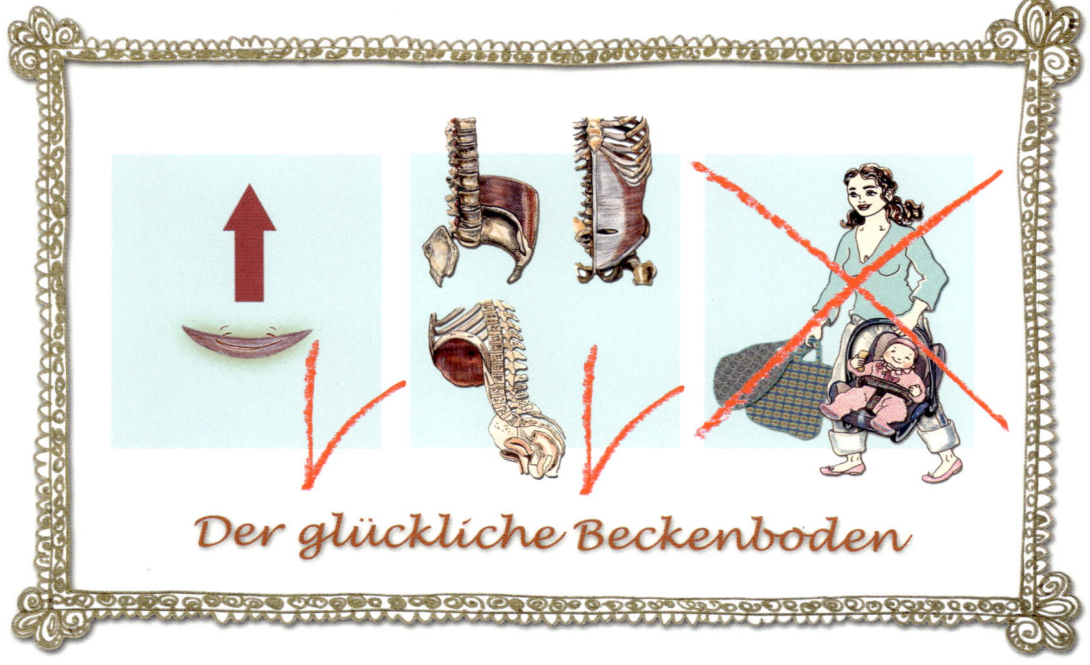

Der glückliche Beckenboden

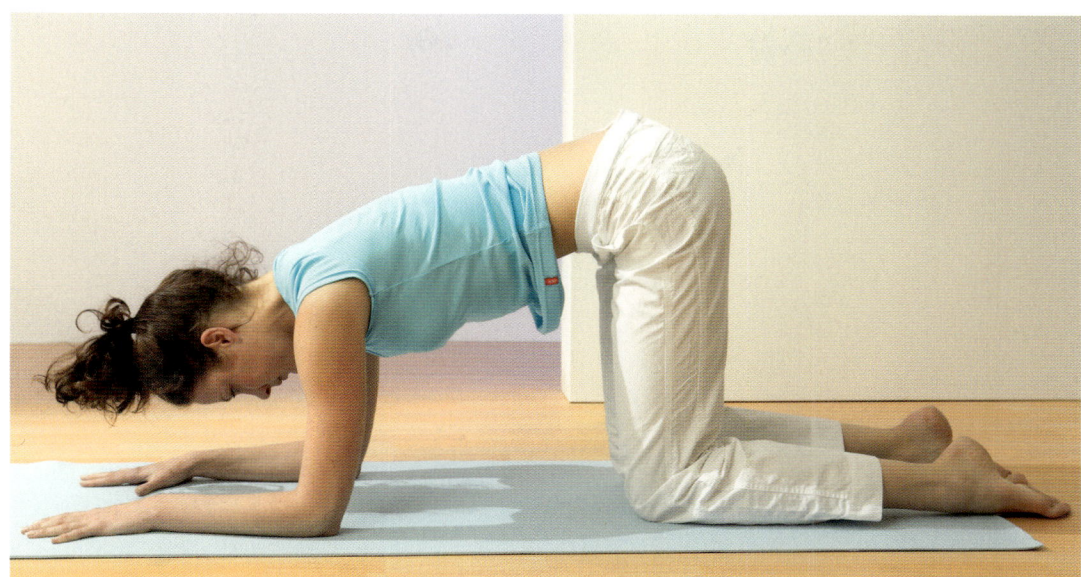

◀ So nehmen Sie den Druck aus dem Becken!

Entlasten und Entspannen

Wenn Sie einen anstrengenden Tag gehabt oder eine beschwerliche körperliche Tätigkeit hinter sich haben, dann legen Sie sich nicht aufs Sofa, sondern nehmen die Knie-Ellenbogen-Lage (unten), die Position Oberkörper nach unten (Seite 98) oder die unterlagerte Rückenlage (Seite 98) ein. Immer, solange es Ihnen angenehm ist. So entlasten Sie sich viel besser!

Knie-Ellenbogen-Lage

▪ Der Kopf ruht auf den Händen oder auf einem kleinen Kissen. Die Knie sind beckenbreit auseinander, den Bauch und den Rücken lassen Sie hängen. Um die Umkehr zu verstärken, können die Knie auch auf einem höheren Kissen liegen.

Übrigens: Böse Zungen behaupten, dass wir Beckenbodentherapeuten am liebsten jede Frau 24 Stunden am Tag in dieser Lage sehen würden.

▶ Entspannt Körper und Seele am Ende des Tages – und vor allem auch Ihren Beckenboden!

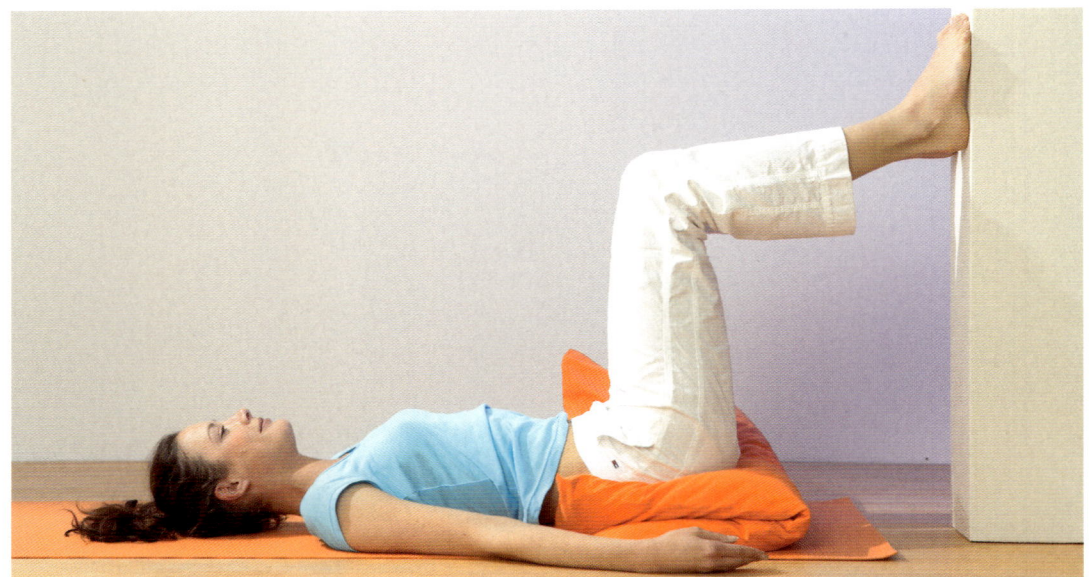

Unterlagerte Rückenlage

▪ Legen Sie sich hierfür aufs Bett oder auf einen Teppich. Stecken Sie sich ein dickes Kissen unter den unteren Rücken, legen Sie Ihre Unterschenkel auf einen Stuhl oder Hocker oder lehnen Sie die Füße an die Wand.

Oberkörper nach unten (ohne Abb.)

▪ Legen Sie sich bäuchlings auf Ihr Bett, die Füße zeigen zum Kopfende und der Oberkörper hängt nach unten. Legen Sie die Arme und den Kopf zum Ausruhen auf einem kleinen Kissen ab oder lesen Sie Ihr Buch in dieser Haltung. Zumindest die ersten Seiten!

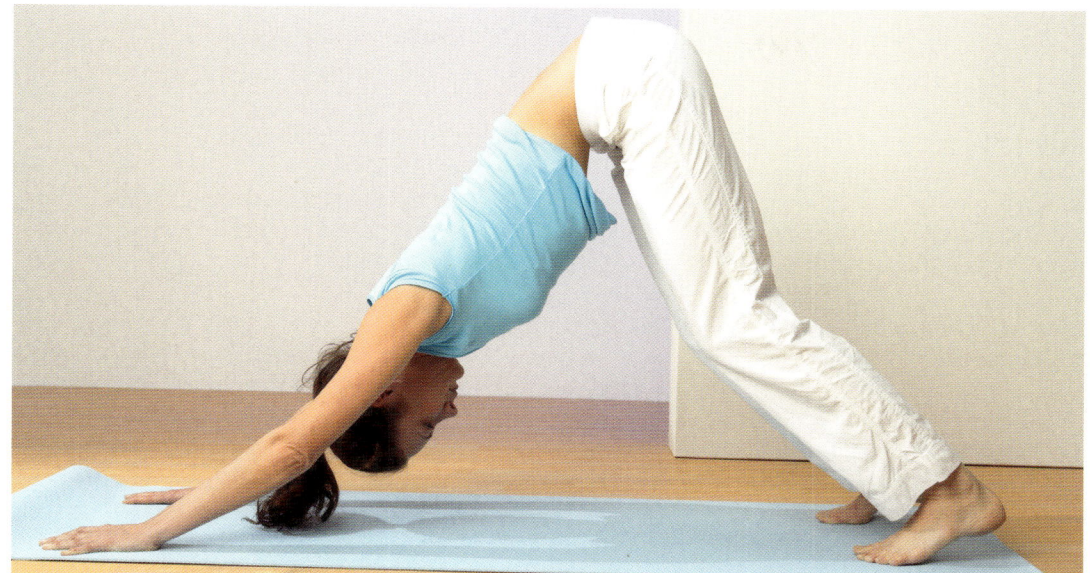

◀ Ob Pilates oder Yoga –
die Übung hat ein Ziel:
die gesamte Körper-
rückseite zu dehnen!

Von den Händen auf die Füße

- Sie stehen, dabei sind die Beine mehr als beckenbreit auseinander. Beugen Sie die Knie und kommen Sie langsam
nach vorn auf die Hände. Gehen Sie mit den Händen so
weit nach vorne, bis sich das Gewicht gleichmäßig auf
Hände und Füße verteilt. Das Gesäß ist nun der höchste
Punkt des Körpers.
- Lassen Sie Ihren Rücken ein wenig hängen, bis sich die
Brustwirbelsäule streckt. Die Knie können Sie gebeugt
lassen oder auch strecken (das geht allerdings nur, wenn

Sie gut gedehnt sind). Lassen Sie den Bauch ganz bewusst
hängen und atmen Sie ruhig ein und aus. Wenn Sie sich
zusätzlich dehnen wollen, schieben Sie zwischendurch jeweils eine Gesäßhälfte weit nach hinten heraus.

Im Yoga heißt diese Übung „der Hund" und wird vom Vierfüßlerstand eingenommen. Dabei achtet man besonders auf
die Dehnung der Knie, Brustwirbelsäule und der Schultern.

Gesunde Ernährung

Durch eine ausgewogene Ernährung können wir – einen gesunden Darm vorausgesetzt – Verstopfungen und Durchfälle vermeiden, die absolute Stressfaktoren für den Beckenboden sind. Bei Verstopfung schadet das Herauspressen des Stuhls, bei Durchfällen schadet die Reizung der zarten Schleimhäute und das Ermüden der Beckenbodenmuskulatur, die in ständiger Alarmbereitschaft steht. Essen Sie bunt und vielseitig:

- Five a day: fünf Portionen Obst und Gemüse am Tag, am besten in verschiedenen Farben.
- Viele Ballaststoffe: Viele weitere faserreiche Lebensmittel, die zu einer schnellen Sättigung führen und die Darmtätigkeit anregen (Vollkornprodukte etc.) Aber: Ballaststoffe brauchen auch ausreichend Flüssigkeit, sonst stopfen sie.
- Selten Fleisch: Fleisch und Wurst in Maßen, ein bis zwei Mal pro Woche Fisch.

WISSEN

Hausmittel zur Darmanregung

- Ein Glas Wasser auf nüchternen Magen nach dem Aufstehen.
- Leinsamen (Weizenkleie) in Kombination mit viel Flüssigkeit.
- Saures Obst oder sauren Saft zum Frühstück.

- Wenig Fett: lieber pflanzliche Öle als tierische Fette.
- Wenig Zucker, wenig Salz.
- 30 × kauen: ganz wichtig – gut kauen!

Jedes Kilo mehr belastet Ihren Beckenboden: Das bedeutet andersherum, dass jedes Kilo Übergewicht, das Sie reduzieren, Ihrem Beckenboden hilft!

Trinken Sie
- 1,5 Liter pro Tag ist das Minimum, besser 2 Liter und mehr
- Wasser, Tee (lieber Kräuter- als Schwarztee), Kaffee in Maßen
- ungesüßte Säfte

Stellen Sie sich am Morgen die 2 Liter Flüssigkeit, die Sie am Tag trinken wollen, an Ihren Arbeitsplatz und/oder an eine Stelle, an der Sie immer mal wieder vorbeikommen (Tee in Thermoskanne vorkochen, Gläser und Becher einmalig ausmessen)!

Eine treibende Wirkung haben Kaffee, Tee, Schokolade, Alkohol und einige Medikamente, z.B. Mittel gegen hohen Blutdruck, Entwässerungsmittel, Betablocker. Sprechen Sie Ihren Arzt an und gehen Sie Ihre Medikamente mit ihm durch. Wenn Sie trotz gesunder Ernährung Beschwerden haben, lohnt sich sicher der Gang zu einer Ernährungsberaterin. Fragen Sie Ihren Arzt nach einer guten Adresse.

WC-Verhalten

Der aufrechte Sitz ist die optimale Haltung zum Wasserlassen. Falls Sie den Eindruck haben, dass nicht alles herausgekommen ist, kippen Sie danach Ihr Becken ein paar Mal hin und her und probieren Sie es noch einmal. Sechs- bis achtmal in 24 Stunden Wasser zu lassen ist normal. Ein starker Drang sollte ab 350 bis 500 ml gespürt werden. Alles Weitere hierzu finden Sie ab Seite 21.

Achtung:

- Es ist nicht nötig, beim Wasserlassen zu drücken! Es darf herauslaufen!
- Und nicht vergessen: möglichst keine prophylaktischen WC-Gänge.
- Automatisieren Sie Folgendes: Immer beim Hochziehen der Hose gleichzeitig den Beckenboden hochziehen! Toll! So haben Sie schon ca. sechs- bis achtmal am Tag Ihrem Beckenboden trainiert!

WISSEN

Beim Stuhlgang: Pressen ist passé

Wichtig ist eine Position, in der der Beckenboden entspannt ist, der Darm in die „richtige Richtung" zeigt und das Zwerchfell mithelfen kann. Dafür runden Sie Ihr Becken und schieben das Steißbein etwas nach vorn, dabei ist der Po im Klo. Der Rücken darf sich hinten anlehnen, wenn möglich oder sich etwas nach vorn beugen, ohne krumm zu werden. Manchmal wirkt ein Fußbänkchen Wunder. Nun geben Sie ein bisschen Anschubhilfe, indem Sie ausatmend den Stuhl aus sich hinausschieben, aber ohne dabei zu pressen! Arbeiten Sie mit Bildern: Stellen Sie sich den Darm als Rutsche vor, stellen Sie sich vor, wie Ihre Muskeln sich öffnen und Platz geben.

▶ Richtiges Sitzen auf dem WC entlastet den Beckenboden.

Zeit einplanen

Morgens nach dem Frühstück kommt normalerweise Bewegung in den Darm. Nutzen Sie diese Aktivität und gehen Sie 20 bis 30 Minuten später auf das WC. Planen Sie dafür Zeit ein, sodass Sie sich nicht hetzen müssen und unter Druck stehen. Sie können Ihren Darm zu dieser Regelmäßigkeit erziehen. Das geht in der Regel! So kommen Sie auch später am Tag nicht in die Verlegenheit, Stuhlgang vielleicht unterwegs zu unterdrücken und dann zwangsläufig auf „dicht" stellen zu müssen.

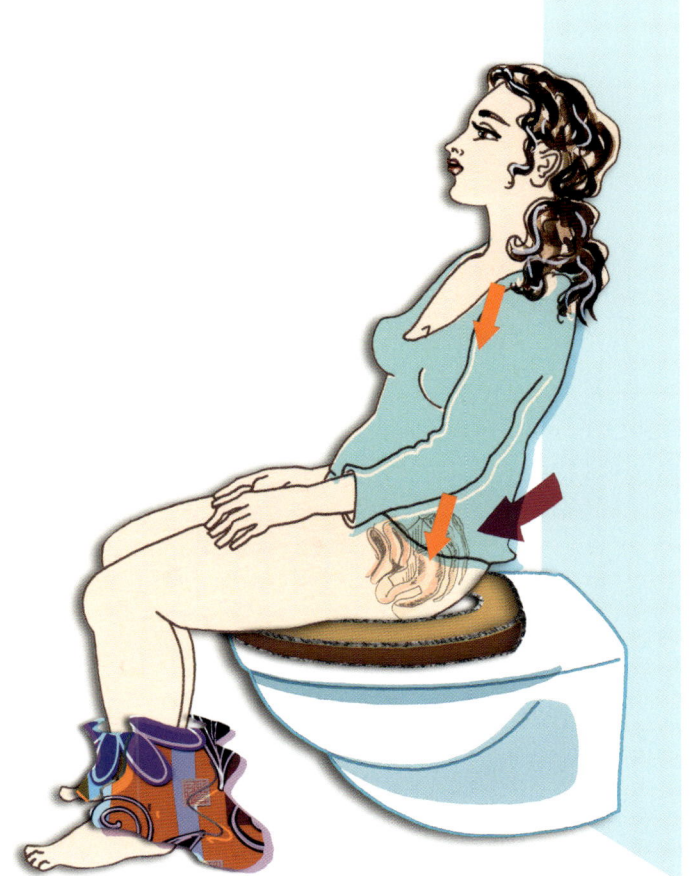

Und wenn es nicht klappt?

Atmen Sie kurz ein und halten Sie die Luft an. Wölben Sie Ihren Bauch und die Taille leicht nach außen. Atmen Sie dann gegen die Lippen zart bremsend aus und zählen Sie bis 10, die Taille und der Bauch bleiben außen. Dann atmen Sie normal weiter. Wiederholen Sie diesen Vorgang vier- bis sechsmal (bei Bedarf auch häufiger) und dann versuchen Sie Ihr Glück noch einmal.

Oder bewegen Sie sich zwischendurch mit aufrechtem Rücken nach hinten, bis Sie merken, dass Ihre Bauchmuskeln etwas zu tun bekommen. Es darf ruhig etwas anstrengen. Bis 10 zählen, dabei weiteratmen. Dann neigen Sie sich wieder nach vorn und wieder nach hinten, auch vier- bis sechsmal (oder nach Bedarf öfter). Der Druck der Bauchmuskeln bringt so Bewegung in den Darm. Beides sind erprobte Hilfstechniken, die die Darmperistaltik anregen, ohne dass Sie pressen müssen.

Und, wenn es dann immer noch nicht geklappt hat? Stehen Sie auf und gehen. Nichts ist schlimmer als stundenlanges erfolgloses Versuchen. Trinken Sie viel, bewegen Sie sich und Ihr Becken und probieren Sie es nach einer Weile wieder.

Tipps und Tricks, wenn die Blase drängelt

Die Blase drängelt und kein WC weit und breit in Sicht? Der Schlüssel steckt in der Tür, aber der Po ist noch nicht auf dem Klo? Es gibt wirkungsvolle Strategien, um solche Situationen unbeschadet zu überstehen. Probieren Sie die verschiedenen Möglichkeiten aus, immer mal wieder. Wenn sich die ersten Erfolge zeigen, werden Sie merken, wie Sie von Mal zu Mal ruhiger und sicherer werden.

Schuhe binden: Den Oberkörper nach vorn zu neigen, ist eine bewährte Möglichkeit, den Drang zu unterbrechen. Bleiben Sie einen Moment mit dem Oberkörper unten und atmen dabei ruhig ein und aus! Und wenn Sie Pumps tragen, putzen Sie eben gedachten Schmutz weg, kratzen Ihre Füße oder was auch immer …

Druck auf die Klitoris: Durch Druck der Finger (unter dem Mantel, in der Hosentasche, hinter der Handtasche, durch Übereinanderschlagen der Beine, Druck durch die Stuhllehne oder festes Gegeneinanderdrücken der Beine) nimmt der Drang der Blase ab. Das wissen schon kleine Mädchen, nur dass sie es noch ganz offen machen.

Kurze, kräftige Anspannungen der Beckenbodenmuskulatur: Probieren Sie einige Male hintereinander, den Beckenboden zackig zuzuziehen. Und das nach Möglichkeit auch schon vor der Situation, in der es normalerweise kniffelig wird! Als Beispiel: Sie steigen aus dem Auto und sehen Ihre Haustür. Wenn Sie gewöhnlich beim Herauskramen des Haustürschlüssels der Drang überfällt, bleiben Sie stehen, spannen fünf- bis zehnmal kurz und kräftig Ihre Beckenbodenmuskulatur an und gehen erst dann zur Haustür. So greifen Sie aktiv in das Dranggeschehen ein und entkoppeln die überspannte Reizweiterleitung!

Lutschen Sie ein leckeres Bonbon: Sie brauchen gar kein richtiges Bonbon, die Vorstellung reicht schon. Stellen Sie sich nur vor, Sie hätten ein köstliches Bonbon im Mund und bewegen Sie Ihre Zunge mit dementsprechend kraftvollem Druck im Mund herum. Das Bonbon kann auch am Gaumen und an der Innenseite der vorderen Zahnreihen kleben geblieben sein und Sie müssen es mit Ihrer Zunge ablösen. Sie stimulieren damit bestimmte Reflexzonen.

Sprechen Sie mit Ihrer Blase: „Jetzt geht es noch nicht! Du musst jetzt ruhig halten und bist noch nicht an der Reihe! Später, wenn es passt, kannst du dich wieder melden. Ich atme jetzt in dich hinein, damit du deine Muskulatur wieder entspannen kannst! Und dann schnüre ich deinen Schließmuskel zu, damit du wirklich dicht bist!"

Tipp: Koppeln Sie die Blasenentleerung grundsätzlich von laufendem Wasser ab. Also nie Wasser lassen, wenn Sie unter der Dusche stehen, sonst speichert Ihr Gehirn irgendwann, dass fließendes Wasser und Wasserlassen zusammengehören!

Richtig sitzen und stehen

Was können Sie sich hier Gutes für Ihren Beckenboden tun? Grundsätzlich gilt: Alles, was für den Rücken gut ist, hilft auch dem Beckenboden. Eine Beckenbodenschule ist gleichzeitig eine Rückenschule und umgekehrt.

Beim Sitzen: Zu einer gering gehaltenen Belastung des Beckenbodens, der Organe und des Rückens kommt es beim Sitzen, wenn Sie
- die Füße beckenbreit aufstellen.
- die Knie und Hüften im rechten Winkel gebeugt haben.
- das Becken in einer neutralen Position einstellen, das heißt auf dem höchsten Punkt der Sitzknochen sitzen (das ist die Mittelstellung zwischen einem „Hohlkreuz" und einem runden Becken) und beide Knochen gleichmäßig belasten.
- die Wirbelsäule und den Kopf darauf lang nach oben ausrichten, als ob Sie Bauklötze aufeinanderstapeln.

Beckenbodenschonend arbeiten

Achten Sie darauf, dass Ihr Arbeitsplatz dafür richtig eingestellt ist: Die Sitzfläche des Stuhls ist z. B. fest und hoch genug. Sitzen Sie aufrecht auf dem vorderen Drittel der Sitzfläche, die Beine in Schrittstellung. Die Knie zeigen leicht nach außen. Es gibt einen wunderbaren Spruch: „Die beste Sitzposition ist immer die nächste!" Also: Verändern Sie zwischendurch Ihre Haltung, stehen Sie auf, sitzen Sie mit einem wachen Beckenboden, zumindest immer wieder zwischendurch. Schön ist es auch, sich ab und zu mit dem Damm auf einen kleinen weichen Ball zu setzen, den man in der Schublade liegen hat. So wird Ihnen Ihr Beckenboden kurz mal wieder bewusst und Sie können um den Ball herum anspannen, versuchen ihn, hochzuheben, einzusaugen, kurzum, die Muskulatur anzuregen. Und dann gönnen Sie sich immer mal eine kleine Atempause: Achten Sie darauf, dass Ihr Bauch und Beckenboden weich sind und dann schicken Sie einige Atemzüge dorthin.

Beim Stehen – Achtung:
Gehören Sie vielleicht auch zu den vielen Frauen, die die Knie bis zum Anschlag durchdrücken und das Becken nach vorne hinausschieben? Beobachten Sie sich mal! Auch gegen so eine Fehlbelastung des Beckenbodens kann man nicht turnen – es lohnt sich, die Haltung zu verändern. Und wenn es noch nicht sofort geht, probieren Sie, dynamischer zu stehen, z. B. immer mal wieder zwischendurch die Haltung zu verändern. Wenn Sie stehen, sollten Sie immer Folgendes im Kopf haben:

- Sind meine Füße gleichmäßig belastet?
- Habe ich die Knie nicht durchgedrückt?
- Steht das Becken neutral?
- Ist der Bauch lang?
- Sind meine Schultern locker?
- Ist der Nacken faltenfrei?

Richtig aufstehen

Aktivieren Sie auch hier Ihre Beckenbodenpartner, sonst hat der Beckenboden beim Aufstehen ganz schön zu kämpfen, wenn er alle Arbeit allein bewältigen muss. Nicht umsonst merken viele Frauen Ihre Beckenbodenschwäche nicht nur beim Niesen und Hüpfen, sondern auch beim Aufstehen.

Stehen Sie immer von dem vorderen Drittel der Sitzfläche auf: Nehmen Sie einen Fuß nach hinten und kommen Sie beim nächsten Vorneigen mit dem Po vom Stuhl hoch und bleiben Sie so einen Moment stehen, ohne sich ganz aufzurichten. Die Knie zeigen dabei nach außen. Üben Sie, den Beckenboden beim Aufstehen mit hochzuziehen oder zumindest nicht hinauszudrücken.

Die wichtigsten Übungen hierfür sind das Schaukelnde Dreieck (Seite 57) und der Magnet (Seite 58). Sie werden feststellen, dass Ihre Oberschenkelmuskulatur dabei ganz schön gefordert wird. Aber genau die brauchen wir auch, um beckenboden- und rückengerecht aufzustehen.

> ## WISSEN
>
> ### Verlieren Sie beim Aufstehen ein Tröpfchen?
>
> Dann gönnen Sie sich folgendes Spürerlebnis: Warten Sie, bis Ihre Blase einigermaßen gefüllt ist. Dann stehen Sie auf Ihre altbekannte Art vom Stuhl auf und setzen sich wieder hin. Was passiert? Dann probieren Sie es noch einmal, aber jetzt aufrecht, mit dem Magneten (Seite 58) im Beckenboden. Ich hoffe, Sie haben den Unterschied gespürt. Für viele ist das ein regelrechtes Aha-Erlebnis.

Richtig gehen

Genauso, wie es schön ist, dynamisch zu stehen, ist es wichtig, dynamisch zu gehen. Das Stichwort heißt in der Physiotherapie so nett: abdruckaktives Gehen. Also nicht vor sich hin „schluffen", sondern jede Phase des Gehens auskosten:

- Die Ferse setzt auf, der ganze Fuß rollt ab, die Hüfte streckt sich und am Ende des Abrollens löst sich der Vorfuß mit etwas Druck vom Boden.
- Ihr Oberkörper ist aufgerichtet, Wirbelsäule und Hals lang, die Arme schwingen locker mit. Hierbei können Bilder helfen: „Königin", „unübersehen durch die Menschenmenge", „Brosche auf der Brust".

Achtung: Verfallen Sie nicht dem Irrglauben, dass ein guter Beckenboden beim Gehen die ganze Zeit angespannt ist. Probieren Sie es ruhig aus: Spannen Sie den Beckenboden an und gehen dabei abdruckaktiv – was passiert? Mit angespanntem Beckenboden können Sie die Hüfte nicht durchstrecken! Der Beckenboden braucht also den Wechsel von dynamischer Aktivität und Elastizität beim Gehen.

Niesen und Husten belasten den Beckenboden

Stellen Sie sich bitte hin. Legen Sie eine Hand von vorne zwischen Ihre Beine auf Ihren Beckenboden und husten Sie kräftig. Spüren Sie den gewaltigen Druck, der dort unten ankommt? Können Sie sich vorstellen, dass Menschen mit chronischem Husten Beckenbodenprobleme bekommen? Die meisten Frauen werden überhaupt erst beim Husten und Niesen auf ihre Beckenbodenschwäche aufmerksam. Damit dieser Druck also keine Schäden hinterlässt, brauchen wir eine gute Technik, um ihn abzufangen.

Eine aufrechte Haltung ist dafür die Voraussetzung! Nur dann können die anderen Muskeln den Beckenboden unterstützen.

> ## WISSEN
>
> ### Der Beckenboden hustet nach innen!
>
> 1. Aufrecht hinsetzen.
> 2. Hand vor den Mund.
> 3. Hinter die rechte oder linke Schulter gucken, Oberkörper dabei drehen.
> 4. Husten und dabei Beckenboden und Unterbauch nach innen ziehen.
> 5. Noch einmal mit Handkontrolle!
>
> Nachts rollen Sie sich bitte zum Husten auf die Seite. Und auch da: nicht krümmen, sondern den Oberkörper lang lassen. Vielleicht hilft es Ihnen, wenn Sie mit einer Hand Ihren Unterbauch festhalten.

▶ Richtiges Husten

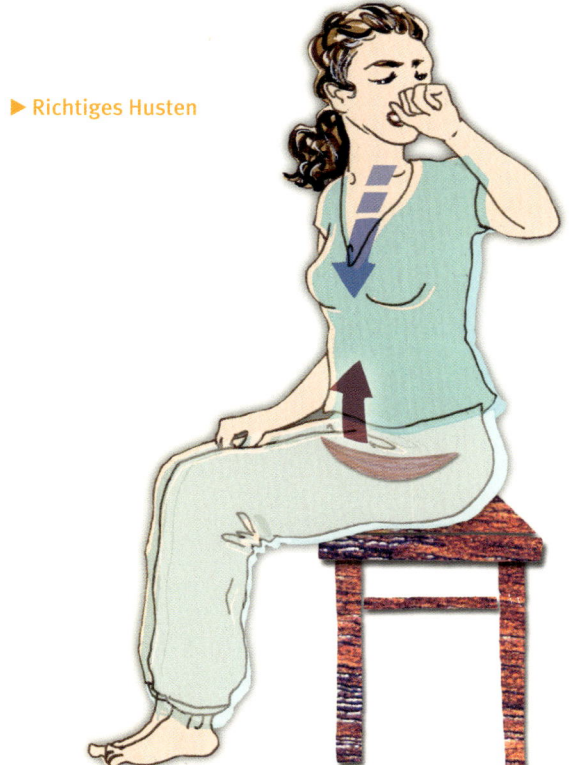

▶ Falsches Husten

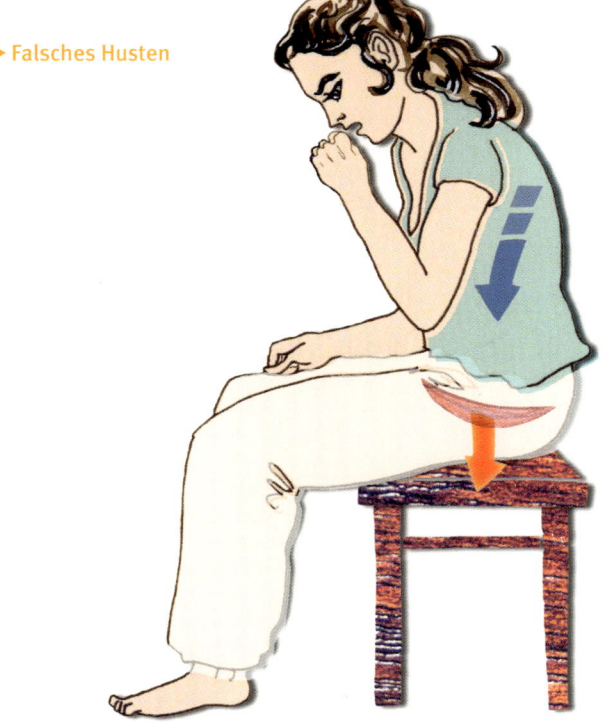

Beim Bücken und Heben

Auch hier müssen wir wieder die richtigen Voraussetzungen schaffen, damit der Beckenboden Unterstützung bekommt. Diese geben ihm beim Bücken und Heben
- die Bauch- und Rückenmuskeln,
- die Beinmuskeln,
- das Zwerchfell.

Der Beckenboden hebt mit!
- Die Füße stehen beckenbreit auseinander.
- Last ist zwischen oder direkt vor den Füßen.

▼ Richtiges Heben: Gehen Sie ganz nah an den Gegenstand heran, die Sie hochheben möchten!

- Knie beugen, Po nach hinten, Brustbein herausschieben: Oberkörper lang!
- Mit der Kraft der Beine hochkommen.
- Dabei ausatmen und den Beckenboden mit hochheben! Hierbei hilft das Bild des Beckenbodens als dritte hebende Hand.

Warum ausatmen? Das Zwerchfell wandert nach oben und zieht den Beckenboden gleich mit hoch. Sehr praktisch!

▼ Falsches Heben: mit krummen Rücken, gestreckten Beinen und Druck auf den Beckenboden.

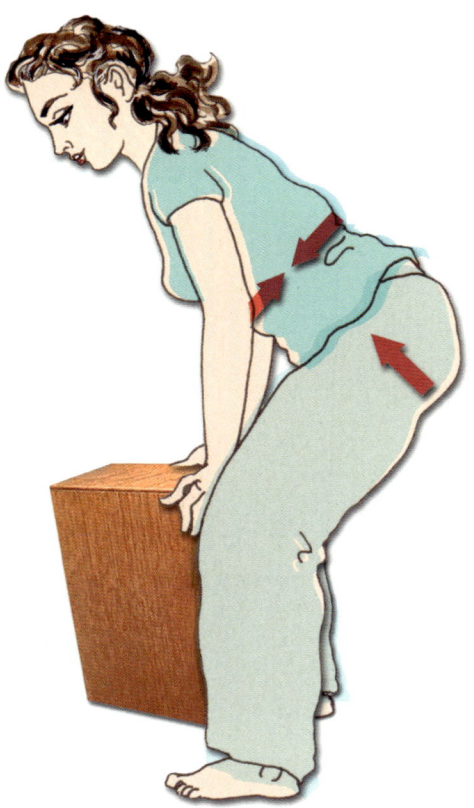

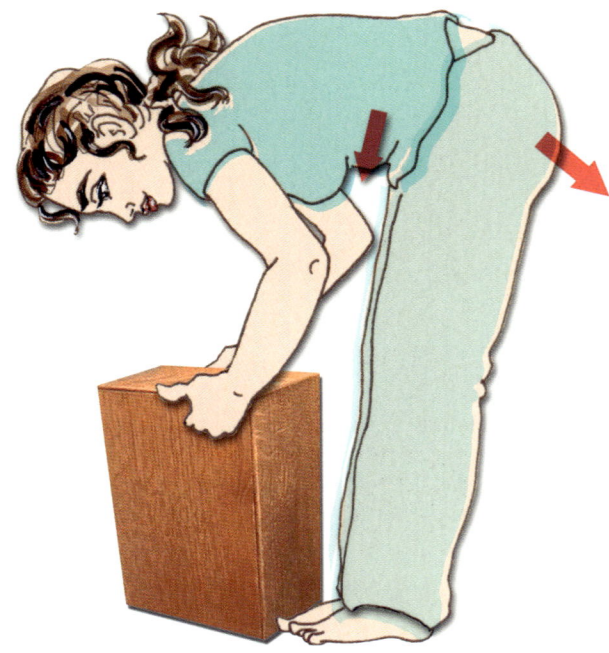

Beckenboden und Sport: Yoga, Pilates & Co.

Regelmäßige Bewegung verbessert den Kreislauf und den Stoffwechsel, kräftigt die Muskulatur und macht schlank und glücklich. Es ist durch Studien belegt, dass sich regelmäßiger Ausdauersport positiv auf Beckenbodenproblematiken auswirkt.

Deshalb sollte Bewegung nach Meinung aller Experten bei jedem Menschen seinen festen Platz im Leben haben. Bei der Auswahl der Sportart gilt es, eventuell bestehende Krankheiten oder Beschwerden zu berücksichtigen oder das Ausführen der Sportart etwas auf den eigenen Körper umzustellen.

Schonend trainieren

Beckenbodenschonende Sportarten sind solche, die ohne Stoßbelastungen auskommen. Wenn aber nun z. B. das Tennisspielen einfach zum Lebensglück dazugehört, muss man lernen, so Tennis zu spielen, dass die Belastung des Beckenbodens möglichst gering ist.

Es kann auch sinnvoll sein, sich bei bestehenden Beschwerden erstmal drei Monate auf das Training des Beckenbodens zu konzentrieren, um danach wieder mit einem leicht modifizierten Tennistraining zu beginnen.

Ballsportarten: Tennis, Handball, Volleyball und Co.

Fest steht, dass die Sprung- und Stoppbewegungen, die bei diesen Sportarten notwendigerweise auftreten, für den Beckenboden immer eine Belastung darstellen. Sollten Sie also Probleme mit dem Beckenboden haben, ist es wichtig, sich das ehrlich einzugestehen. Gibt es eine Möglichkeit, mit einem anderen Sport warm zu werden, der ohne diese Belastungen auskommt? Hängt Ihre gute Stimmung von dieser Sportart ab? Dann gibt es einige Möglichkeiten, die Belastung etwas geringer zu halten: Beim Tennis sind beispielsweise die auftretenden Belastungen besonders beim Spielen auf Hallenfußboden extrem. Besser wäre, ganzjährig auf einem Boden mit Grandbelag zu spielen, da das Stoppen durch das Weiterrutschen nicht so hart ist.

Nach dem Tennistraining und auch nach dem Ausüben von anderen belastenden Ballsportarten gilt es dann, den Beckenboden wieder durch sanftes Anspannen in Entlastungspositionen (Seite 97 ff.) zu pflegen. Planen Sie immer die Zeit zum Dehnen und Entlasten mit ein.

Wunderbar schonend: Schwimmen

Beim Schwimmen wird der Beckenboden überhaupt nicht belastet und es ist ein wunderbares Training für den ganzen Körper. Im Wasser können Sie noch zusätzlich Folgendes ausprobieren:

- Spielen Sie den „toten Mann"! Wissen Sie noch? Einfach leblos auf dem Rücken liegend auf dem Wasser treiben lassen. Um ohne Arm- und Beinbewegung an der Wasseroberfläche zu bleiben, bedarf es unserer Tiefenmuskulatur! Probieren Sie es ruhig immer wieder aus, Sie wissen ja jetzt, welche Muskeln Sie aktivieren müssen – siehe die Übungen Ich halte meine Organe (Seite 62), Kontrollhand (Seite 73).

- Probieren Sie beim Brustschwimmen ab und zu folgende Übung: Das Schließen der Beine wird vom Beckenboden eingeleitet und dann von den Beinen unterstützt.
- Falls im Schwimmbad vorhanden, nehmen Sie sich ein Brett, das Sie mit Ihren Händen festhalten, die Arme sind lang ausgestreckt, die Nase zeigt ins Wasser (Schwimmbrille) und kommt nur zum Atmen hoch. Dann machen Sie den Kraulbeinschlag. Dabei achten Sie darauf, die Bewegung in den Hüften stattfinden zu lassen. Diese Hüftstreckung – hierbei gucken die Beckenkämme die ganze Zeit nach unten – ist wunderbar für Ihre Beweglichkeit!
- Sie können auch ein schönes Schließmuskeltraining für den Anus daraus machen, wenn Sie die Beinbewegung ganz langsam ausführen: Am Ende der Hüftstreckung den Anus bewusst zuschnüren und beim Beugen wieder entspannen. Nach der Übung dehnen Sie kurz Ihren unteren Rücken, indem Sie beide Beine zum Bauch ziehen und sich dabei am Rand festhalten (Päckchen).
- Schnelles Joggen im Wasser, am besten mit sogenannten Paddles (fragen Sie im Schwimmbad oder Sportgeschäft danach), sodass die Arme auch noch etwas davon haben, kann eine unbelastende Alternative zum echten Joggen sein! Natürlich auch dementsprechend lang ausgeführt …

Walking: aufrecht und abdruckaktiv

Für das Walken beziehungsweise Nordic Walking gilt das Gleiche wie für das normale Gehen: aufrecht und abdruckaktiv! Genießen Sie die bewusste Streckung Ihrer Hüfte. Stellen Sie sich dabei vor, wie Ihr Beckenboden Sie dabei unterstützen kann.

Konzentrieren Sie sich zwischendurch immer wieder auf das Beibehalten Ihrer Körperlänge, denken Sie stets an das lange Dreieck zwischen Ihren Schambeinknochen und Ihrem Scheitelpunkt. Ihr Bauch ist und bleibt dabei so lang, dass er keine Falten hat. Achten Sie darauf, die Schritte nur so groß zu machen, dass beim Aufkommen kein Stauchef-fekt entsteht. Das Wichtigste: Setzen Sie Ihre Fersen vorsichtig auf. Eher leise als laut. Belasten Sie die Mitte der Ferse und nicht nur die Außen- oder Innenkante.

WISSEN

Grundvoraussetzung sind richtige Schuhe

Lassen Sie sich in einem Sportfachgeschäft beraten. Die Investition von häufig 100 Euro und mehr lohnt sich, denn nur dann bekommen die Füße den nötigen Halt und Ihre Gelenke und Ihr Beckenboden die nötige Unterstützung zur Dämpfung des Schrittes. Wenn Sie sonst Einlagen tragen, gehen Sie gleich zu einem orthopädischen Schuhmacher, der Ihnen Sporteinlagen anfertigen kann. Haben Sie ein Rezept, übernimmt die Krankenkasse einen Teil der Kosten.

Joggen wie ein Wasserläufer

Haben Sie schon einmal einen Wasserläufer gesehen? Das sind diese eigentümlichen Tierchen, die sich auf der Wasseroberfläche bewegen, ohne dabei zu versinken. Stellen Sie sich beim Laufen vor, Sie seien so ein Wasserläufer. Das bedeutet nicht anderes, als dass Sie versuchen sollten, sich leichtfüßig vorwärts zu bewegen und eher mit kleinen als mit großen Schritten zu laufen. Der Beckenboden freut sich über jeden gedämpften Schritt! Damit die Beckenbodenpartner wieder mit dabei sind, laufen Sie mit aufrechtem Oberkörper! Das Laufen bergauf und bergab kann für den Beckenboden zu belastend sein. Wenn Sie das merken, wechseln Sie auf diesen Strecken zum Walking.

Planen Sie beim Walken und Joggen immer etwas Zeit zum leichten Mobilisieren davor ein sowie danach zum Dehnen und möglichst dem Einnehmen einer Entlastungsposition (Seite 97 ff.).

Pilates: richtig ausgeführt ein prima Training

Dieses Körpertraining betont die Wichtigkeit der Tiefenmuskulatur, hierfür wird meistens der Begriff Powerhouse verwendet. Damit sind die Muskeln der Körpermitte gemeint:

Beckenboden-, Bauch- und tiefe Rückenmuskeln. In Verbindung mit der speziellen Pilatesatmung werden diese Muskeln bei jeder Übung gefordert. Pilates findet in verschiedensten Ausgangspositionen auf der Matte statt, es ist ein System unterschiedlichster Kräftigungs- und Dehnübungen (gibt es auch als Gerätetraining).

Das Pilatestraining ist durch die besondere Betonung der Tiefenmuskulatur eigentlich auch gerade für jeden Menschen mit einer Beckenbodenschwäche geeignet, aber es gilt dabei Folgendes zu beachten:

- Der Begriff Pilatestrainer ist nicht geschützt, deshalb tummeln sich auf diesem Markt viele Menschen. Fragen Sie nach der Qualifikation des Anleiters!
- Eine Gruppe sollte am besten die Zahl von maximal acht Teilnehmern nicht überschreiten, damit genügend Zeit für die Korrektur der Übungen beim Einzelnen bleibt.
- Idealerweise sollten Sie vorher einige Stunden Einzel- oder Zweierunterricht nehmen, um die Atmung und das korrekte Anspannen des „Powerhouses" zu lernen.
- Erkennen und akzeptieren Sie Ihre persönlichen Leistungsgrenzen. Was so nette Namen hat wie „Rollen wie ein Ball" oder „Tauchender Schwan" verlangt in Wirklichkeit unglaublich viel Muskelkoordination und Kraft! Sie sollten mal sehen, was für Schwierigkeiten selbst Physio-

therapeuten, Tänzer und Sportlehrer haben, wenn sie die Pilatesübungen korrekt ausführen sollen.
- Fühlen Sie in Ihren Beckenboden hinein!
- Und wie immer: Es darf nicht wehtun!
- Beginnen Sie mit Prepilates oder sogenanntem Intro-Pilates, das sind zunächst etwas leichtere, vorbereitende Übungen, die mit günstigeren Hebeln arbeiten. Dabei können Sie auch durchaus bleiben, es wird immer noch anstrengend genug sein!

Fitness: Hauptsache, der Beckenboden ist dabei

Spätestens nach dem Lesen dieses Buches wissen Sie jetzt, dass es am allerwichtigsten ist, sich um die Tiefenmuskulatur zu kümmern. Alles, was Sie dann außerdem noch für Ihre Fitness tun und Sie dabei den Beckenboden mit in Ihrem Boot sitzen lassen, ist wunderbar – egal ob BBP, Step oder andere Kurse.

Auch herkömmliche Bauchmuskelübungen können den Beckenboden kräftigen, wenn er gegenhalten kann und darf. Beispielsweise das Fahrradfahren mit den Beinen in Rückenlage: Solange der Unterbauch und der Beckenboden sich dabei nicht herauswölben, ist alles in Ordnung.

WISSEN

Rüttelplatte Galileo® oder Power Plate® nur unter Anleitung

Viele Fitnessstudios und Rehazentren haben sie schon, auch in manchen Cafés kann man sich vor dem Kaffeetrinken noch mal eben 10 Minuten draufstellen: vibrierende Plattformen, die Muskelzuwachs ohne Anstrengung versprechen. Was steckt dahinter? Die schnellen Vibrationen lassen die Muskeln automatisch und unwillkürlich reagieren. Die Muskeln ziehen sich also reflektorisch zusammen, ohne dass man darüber nachdenken muss.

Für den Beckenboden kann das besonders am Anfang des Trainings praktisch sein, weil man die Muskeln durch die Vibrationen gut fühlen kann. Aber: Trainieren Sie nicht

allein, sondern lassen Sie sich von einer Physiotherapeutin (oder einer geschulten Fachkraft) in das Gerät einführen. Probieren Sie Übungen im Sitzen, zum Beispiel rittlings auf einem zusammengerollten Handtuch, die Füße vor der Platte aufgestellt. Fühlen Sie Ihren Beckenboden, während Sie Ihr Becken gemütlich dabei bewegen. So lässt sich diese Muskulatur wunderbar fühlen! Durch unterschiedliche Positionen können gezielt Trainingsschwerpunkte festgelegt werden. Und: Fragen Sie nach den Krankheiten (Schwangerschaft!), die gegen ein Vibrationstraining sprechen.

Yoga: behutsam und gut betreut

Es gibt viele verschiedene Yogaschulen, allen gemein ist der ganzheitliche Ansatz, Körper, Geist und Seele in Einklang zu bringen. Die Energiezentren (Chakren) werden stimuliert und darüber freut sich nicht nur der Beckenboden.

Ähnlich wie beim Pilates gibt es eine Reihe von Übungs- und Dehnfolgen, die den Körper zum Teil beträchtlich herausfordern. Manch ein Körper mit auf eintönige Alltagstätigkeiten geschrumpften und verkürzten Muskeln muss sehr behutsam an diese Übungen herangeführt werden. Auch hier gilt es, seine eigenen Grenzen zu erkennen. Insbesondere die Umkehrpositionen sind schön. Versuchen Sie möglichst einen Yogalehrer zu finden, der die Anspannung mit der Ausatmung kombiniert.

Radfahren: Das Gewicht ist auf dem Po

Verstellen Sie Sattel und Lenker so, dass die Beckenbodenpartner mitfahren können: Der Oberkörper ist aufrecht, das Becken in neutraler Stellung, die Sitzknochen zeigen eher nach hinten als nach vorne. Das meiste Gewicht ruht auf dem Po, die Hände stützen sich nur locker ab. Mountainbike zu fahren, ist daher nicht sonderlich beckenbodenschonend, da das Gewicht zu stark auf dem Oberkörper lastet.

Die Sattelhöhe ist so eingestellt, dass die Knie gut gestreckt werden können. Horchen Sie auf dem Rad in Ihren Beckenboden hinein, wie fühlt er sich an? Werden beim Treten Muskeln beansprucht und/oder gedehnt? Können Sie evtl. sogar die wechselnden Aktivitäten der rechten und linken Seite fühlen? Probieren Sie zur Übung mal, abdruckaktiv zu fahren und die Aktivitäten des Beckenbodens etwas forciert zu unterstützen. Ihr Beckenboden bedankt sich!

Und fragen Sie, was die Ziele des Yogakurses sind, da diese häufig ganz unterschiedlich sind. Überlegen Sie sich vorher, was Sie erreichen wollen. Geht es Ihnen hauptsächlich um Dehnung oder um Kräftigung? Oder wollen Sie durch die Übungen zu einer inneren Ruhe kommen? Es wäre schade, mit Beckenbodenproblemen in einem „Power-Yogakursus" zu landen. Es gibt ganz unterschiedliche Yogaformen, zum Beispiel das Bikram®-Yoga, bei dem die Grundtemperatur im Raum über 35 °C beträgt, sodass die Muskeln dabei besonders elastisch werden können (das wäre zu empfehlen bei allen Verspannungszuständen, auch im Beckenboden). Dann gibt es Luna®- oder Hormonyoga®. Das sind Yogarichtungen mit ganz eigenen Übungsformen, welche die Hormonproduktion im Körper (Eierstöcke, Hypophyse, Schilddrüse) anregen sollen. Dies bietet sich zum Beispiel als Unterstützung bei einem unerfülltem Kinderwunsch oder während der Wechseljahre an.

Erfüllte Sexualität

Das Kennenlernen des eigenen Beckenbodens und Geschlechtes, die vermehrte Durchblutung, das neue Fühlen, die dadurch geschaffene Möglichkeit, Wünsche besser zu äußern, die neue Beckenbeweglichkeit und festere Muskulatur: Das alles kann Ihre Sexualität beflügeln!

Beim Erkunden der Beckenbodenmuskulatur bekommen viele Frauen oft erstmals einen Einblick in die innere Anatomie. Vertraut zu werden mit dem Becken auf der einen Seite und den dadurch vielleicht neu entstehenden Möglichkeiten, die Muskulatur einzusetzen und Schmerzpunkte zu schonen oder Reizpunkte gezielt zu stimulieren auf der anderen Seite, haben generell einen positiven Einfluss auf die Sexualität. Nicht nur die Folgen des Muskeltrainings, sondern auch das Kennenlernen der eigenen Anatomie eröffnen häufig neue Perspektiven für die Sexualität.

Wie häufig – aus welchen Gründen auch immer – ist es so, dass der Ort der Liebe überhaupt nicht bekannt ist. Und was man nicht kennt, kann man nicht fühlen. Und schon gar nicht dem Partner beschreiben, wie er einen besser erregen kann. Und die fehlende Kommunikation über die eigenen Wünsche ist nach Meinung wohl aller Sexualtherapeuten eine der Hauptursachen von Problemen in der Sexualität. Verschiedene Studien haben ergeben, dass

- Frauen, die einen Orgasmus bekommen, eine bessere Beckenbodenmuskulatur haben als Frauen, die keinen Orgasmus bekommen.
- Frauen, die in der Lage waren, einen vaginalen Orgasmus zu erleben, bessere Beckenbodenmuskulatur hatten als die Frauen, die keinen vaginalen Orgasmus erleben.

Nun laufen Studien, die den Umkehrschluss beweisen wollen, nämlich, dass ein gezieltes Beckenbodentraining die Orgasmusfähigkeit verstärkt.

Auf jeden Fall steht fest: Für Ihre Beckenbodenmuskulatur gibt es nichts Besseres als einen Orgasmus! Das ist doch eine gute Nachricht, oder? Die verstärkte Durchblutung, die Muskelkontraktionen und die anschließende völlige Entspannung des Gewebes, alles ist dabei!

Der Weg zur einer besseren Sexualität:
- Kennenlernen des Beckenboden
- Wahrnehmen und Fühlen der Lustzonen, aber auch möglicher Schmerzpunkte
- Beckenbodentraining als Durchblutungsförderung und Muskelkräftigung
- Muskulatur des Beckenbodens, der Hüften (Leisten!) und des Bauches dehnen, falls zu kurz
- Triggerpunkttherapie der Schmerzpunkte, falls solche vorhanden sind
- Falls trockene Scheide: tägliche Pflege des Vaginalbereichs und Gleitgel ö. Ä. beim Verkehr benutzen
- Sichklarmachen der eigenen Wünsche und diese Wünsche mit dem Partner besprechen
- Während des Geschlechtsverkehrs aktiv durch die Beckenbodenmuskulatur das Geschehen steuern und durch die richtige Position Reizpunkte schonen
- Nach dem Geschlechtsverkehr: Pflege des Vaginalbereichs
- Und zu guter Letzt: Obwohl die Herren der Schöpfung das natürlich gar nicht gerne hören – Stichwort „ stabile Erektion": Auch hier heißt das Zauberwort: Beckenbodentraining.

Probleme und Tipps für besseren Sex

Patientinnen, die in die Praxis einer Beckenbodenphysiotherapeutin kommen, haben häufig nicht nur Schwierigkeiten mit der Kontinenz, sondern kommen auch (oder manchmal auch nur) wegen Problemen in der Sexualität.

Das sogenannte Lost-Penis-Syndrom

Hierbei hat der Penis den intensiven Kontakt mit der Scheide verloren. Durch die Geburt eines oder mehrerer Kinder kann der Scheideneingang weiter offen stehen und die Scheide ist erweitert. Beim Geschlechtsverkehr fehlt der wichtige Reibungswiderstand, den der Penis für die Erektion und die Ejakulation braucht. Zum einen verschafft das Training der Beckenbodenmuskulatur eine bessere Durchblutung des Beckenbodens. Sehen Sie also Ihr Training als selbst gemachtes „Viagra für die Frau", denn nichts anderes würde dieses Medikament bezwecken. Zum anderen

kommt es zu einer Verbesserung der Empfindungsfähigkeit der Scheidenmuskulatur. Muskeln, die täglich in Benutzung sind, senden viele Signale an das Gehirn. Die wichtigen Verbindungen „Beckenboden an Gehirn und zurück" werden (wieder) geschaffen.

Und dann wird natürlich durch das Training auch die Muskulatur kräftiger. Bei sexueller Erregung
- erhöht sich die Durchblutung der Genitalien,
- die Vaginalschleimhaut wird feucht und
- die Muskulatur verengt das untere Drittel der Scheide.

Beim Orgasmus verengt sich dann diese sogenannte orgastische Manschette unwillkürlich, heftig und rhythmisch. Geübte und vielleicht wiedergefundene Muskulatur lässt sich willentlich zum Verengen der Scheide einsetzen, sodass der Kontakt mit dem Penis wieder enger wird. Außerdem pulsiert die Muskulatur beim Orgasmus heftiger.

WISSEN

Was ist eigentlich ein vaginaler Orgasmus?

Dieser Höhepunkt wird nicht durch die Erregung der Klitoris (klitoraler Orgasmus), sondern durch die Erregung einer bestimmten Zone der Scheide ausgelöst. An der Vorderwand der erregten Scheide können Sie drei hintereinander liegende Knubbel tasten. Einer davon ist der sog. G-Punkt, genannt nach dem Arzt Dr. Gräfenberg. Dies ist eine Art Schwellgewebe, das hochgradig sensibel und erregbar ist. Wenn es mit dem Penis erregt werden soll, bedarf es einer Position, bei der der Penis dort auch entlangkommt (z. B. von hinten). Wichtig zu wissen: Es gibt Frauen, die ausschließlich eine Art des Orgasmus kennen, die beide Arten kennen, und die gar keinen Orgasmus kennen. Eine glückliche Sexualität muss nicht ausschließlich durch das Erreichen des Höhepunktes definiert sein! Die Einstellung, einen Höhepunkt freudig zu begrüßen, aber sich nicht vorzunehmen, ist sicher in jedem Falle hilfreich.

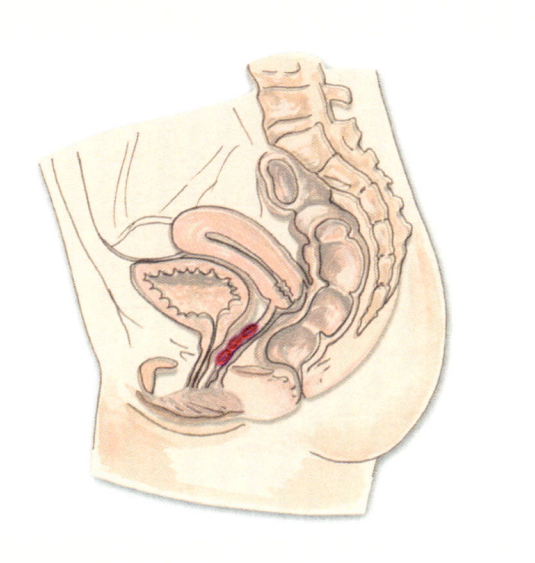

Hinweis: Wenn Sie das Gefühl haben, Ihre Scheide ist zu weit, dann suchen Sie sich eine Position für den Geschlechtsverkehr, bei der sie von vornherein nicht so gedehnt ist (z. B. die Seitenlage oder eine Position mit relativ geschlossenen Beinen). Häufig spielt auch nur die Angst, der Partner würde durch die weiche Scheide nicht genug erregt werden, eine große Rolle! Diese Angst wird abnehmen, wenn Sie merken, dass Sie durch eine andere Position und Ihre aktive Beckenbodenmuskulatur Einfluss nehmen können. Vielleicht können auch Vaginalkugeln (Seite 126) zusätzlich zum Beckenbodentraining helfen.

Schmerzen nach einer Geburt

Eine spontane Geburt führt häufig zu einem Schnitt oder Riss des Dammes und/oder einen Riss in die Scheide hinein. Die anschließende Naht macht oft noch Wochen, Monate und Jahre später Probleme. Die Narbe ist hubbelig, fühlt sich zu stramm an und schmerzt, wenn der Penis sie berührt. Nehmen Sie sich einen Spiegel zur Hand und schauen Sie sich Ihre Narbe an. Dann fühlen Sie mit Ihren tastenden Fingern nach, ob Sie besonders schmerzhafte Punkte oder Knubbel finden. Probieren Sie über einige Wochen hinweg, mit einer Salbe Ihre Narbe täglich sanft zu mobilisieren, z. B. mit Rescuesalbe®, Traumeelsalbe®, einer homöopathischen Narbensalbe oder einem speziellen Öl aus einem Hebammenladen.

Narbenmassage vor dem Duschen: Stellen Sie einen Fuß auf dem WC ab, nehmen Sie etwas Salbe auf Zeige- und Mittelfinger, führen Sie die Daumenspitze in die Scheide, sodass Sie das Gewebe des Dammes zwischen Daumen und Fingern sanft hin und her schieben können. So können sich die schmerzhaften Punkte nach und nach wieder an Berührung gewöhnen. Zusätzlich machen Sie täglich die Dehnübung Außenrolle (Seite 85). Sprechen Sie aber auf jeden Fall mit Ihrer Gynäkologin über die Schmerzen!

Hinweis: Starten Sie die Narbenbehandlung erst, wenn der Wochenfluss beendet ist!

Schmerzen beim Sex in den Wechseljahren

Bedingt durch die veränderte Hormonlage kann die Scheide trocken und die Schleimhaut dünner und rissiger sein. Sprechen Sie mit Ihrer Gynäkologin oder Heilpraktikerin über dieses Thema und lassen Sie sich beraten. Es gibt wunderbare Rezepturen für Vaginalöle und für Vaginalzäpfchen, die Ihren Intimbereich pflegen. Manchmal reicht allerdings auch das nicht aus und die Gynäkologin wird Ihnen eine östrogenhaltige Creme und oder Zäpfchen für die Scheide verordnen. Für den Geschlechtsverkehr geizen Sie nicht mit einem Gleitgel, einem Gleitöl (Vorsicht bei Benutzung von Kondomen) oder einem Gleitmittel auf Silikonbasis (besonders bei längerem Sex).

Hinweis: Sie cremen täglich morgens und abends Ihr Gesicht ein? Sie merken, dass Ihre Haut diese tägliche Pflege braucht, weil sie sonst zu trocken ist? Ihrer Scheide geht es nicht anders: Mit zunehmendem Alter verlangt sie eine Extraportion Pflege, z. B. durch das Eincremen mit einem schönen Öl, und das Ganze gern zweimal täglich. Für die tägliche Pflege kommen z. B. infrage:
- ein hochwertiges Olivenöl
- ein neutrales Öl mit einigen Tropfen Lavendel- oder Rosenöl
- ein (teures, aber gutes) Granatapfelsamenöl
- ein reines Vitamin-E-Öl

Innere Verwachsungen

Innere Verwachsungen nach Entzündungen oder Operationen können auch heftige Schmerzen verursachen; ebenso gibt es Frauen, die über einen äußerst unangenehmen Schmerz in der Tiefe berichten, wenn sich die Gebärmutter durch den Penis verschiebt. Bitte sprechen Sie über diesen Schmerz mit Ihrer Gynäkologin, dafür ist sie da! Vielleicht hilft es auch, sich zusätzlich ein Buch zu kaufen mit den unterschiedlichsten Positionen für den Geschlechtsverkehr, sodass Sie mit Ihrem Partner ausprobieren können, welche Stellung am wenigsten Druck ausübt!

Hinweis: Frei bewegliche Hüftgelenke sind auch eine Voraussetzung für schmerzfreien Sex. Die Dehnübungen (Seite 84 ff.) lohnen sich also auf jeden Fall!

Eine zu enge Scheide (Vaginismus)

Bedingt durch eine Anspannung der scheidenverengenden Muskulatur wird der Geschlechtsverkehr unmöglich oder äußerst schmerzhaft. Selbst ein Tampon kann nicht eingeführt werden. Die Muskulatur ist verkrampft und unterliegt nicht mehr dem eigenen Willen. Die Gründe können vielfältig sein, liegen aber häufig in der ureigenen Geschichte der Frau. Es gibt verschiedene Möglichkeiten, Hilfe zu finden: Beispielsweise haben immer mehr Frauenärztinnen inzwischen auch eine psychotherapeutische Ausbildung. Oder suchen Sie sich eine Sexualtherapeutin, die mit Ihnen zusammen an einer Problemlösung arbeiten kann. Auch eine speziell ausgebildete Physiotherapeutin kann Sie auf Ihrem Weg begleiten.

Gehen Sie mit sehr viel Geduld, Zeit und Ruhe an das Thema Beckenboden heran. Lesen Sie den erklärenden Text über die Anatomie sehr genau, schauen Sie sich die Bilder an und gern auch Ihren Beckenboden, wenn Sie dazu bereit sind. Sie brauchen ihn aber nicht zu tasten. Verzichten Sie zunächst auf einen Test Ihrer Muskulatur und beginnen Sie mit den Übungen der Wahrnehmung (Seite 40 ff.). Es kann ausreichen, wenn Sie einige Wochen nur eine einzige Übung machen, vielleicht finden Sie aus der Vielfalt der Übungen eine Übung, die Ihnen zusagt und mit der Sie sich wohlfühlen.

So können Sie sich Schritt für Schritt an die nächste Übung machen. Vertrauen Sie auf diesen vermeintlich langsamen Weg, zum Ziel zu kommen. Zusätzlich sind alle Dehnübungen sinnvoll, besonders die Außenrolle (Seite 85). Und besonders schön für Sie: Das Kapitel „Beckenbodenwellness" Seite 114 ff.). Und wenn Sie dafür bereit sind, suchen Sie sich kompetente, einfühlsame Hilfe!

Angst vor Urinverlust

Durch verschiedene Ursachen kann es zu diesem Problem kommen, über das natürlich niemand gern spricht, aber das trotzdem häufig vorhanden ist.

- Eine vorhandene Beckenbodenschwäche kann beim Geschlechtsverkehr besonders deutlich werden. Die Schließmuskulatur stellt nicht auf „dicht" und Harn läuft heraus.

Häufig bessert sich das Problem durch ein intensives Beckenbodentraining. Geben Sie sich und Ihrer Muskulatur dafür Zeit. Vielleicht merken Sie nach 12 Wochen schon eine Besserung, üben Sie aber in diesem Fall noch mindestens 12 Wochen weiter.

- Manchmal hat sich im Laufe der Zeit die Gebärmutter so verschoben, dass sie für einen Knick der Harnröhre sorgt und diese richtig abdichtet. Durch den Penis wird die Gebärmutter etwas beiseitegeschoben und die Dichtung aufgehoben, sodass Urin abgehen kann.

Vielleicht gibt es die Möglichkeit, eine andere Position für den Geschlechtsverkehr zu wählen, bei der die Gebärmutter nicht so sehr verschoben wird? Beispielsweise die Bauchlage für die Frau oder die Seitenlage – bitte trauen Sie sich, mit Ihrer Gynäkologin über dieses Thema zu sprechen!

Sie merken: Die Probleme in diesem Bereich können vielfältig sein und sie treten viel häufiger auf, als man denkt. Außer anderen Erkrankungen und gynäkologischen Operationen können natürlich auch psychologische Faktoren wie Partnerschaftskonflikte und sexuelle Verletzungen in der Vorgeschichte eine Rolle spielen.

Übrigens: Wenn beim Geschlechtsverkehr Flüssigkeit bei der Frau austritt, muss es sich nicht um Urin handeln. Man spricht auch vom „weiblichen Ejakulat", das ähnlich wie beim Mann Zeichen des Höhepunkts sein kann.

Wellness für den Beckenboden

Gönnen Sie Ihrem Beckenboden etwas Gutes und verwöhnen Sie ihn. Er hat es verdient, schließlich erbringt er jeden Tag Höchstleistungen! Vielleicht können Sie deshalb auch jeden Tag etwas Gutes für Ihn tun!?

Beckenboden: Relax! (Entspanne!)

Wann ist der Beckenboden am entspanntesten? Nach dem Orgasmus und beim Wasserlassen. Das Gefühl kennen wir alle: Das WC gerade noch erreicht, Hose runter und „Aahhhhh". Falls Sie Kinder haben, beobachten Sie die Kinder in diesem Moment. Wie glückselig sie dabei aussehen. Dieses Gefühl sollen Sie ihrem Beckenboden täglich immer mal wieder zwischendurch vermitteln. Setzen Sie sich hin, atmen Sie ein und dann stellen Sie sich beim Ausatmen diese entspannte Situation vor und genießen Sie diese herrliche Entspannung. Wiederholen Sie das für einige Atemzüge. Einatmen = Kraft tanken, ausatmen = loslassen. Überall zu machen. Lernen Sie, dieses Gefühl jederzeit abrufen zu können!

„Warm und kalt"

Eine herrliche Durchblutungsförderung: Legen Sie sich eine Eiswürfel bereit und einen Waschlappen. Wenn Sie liegen, legen Sie ein dickes Handtuch unter den Po. (alternativ auch im Stehen) Nehmen Sie den Eiswürfel und kreisen Sie mit ihm dreimal über den Damm, dann tauchen Sie den Waschlappen in warmes Wasser und legen Sie ihn auf den Beckenboden. Dreimal im Wechsel.

„Popo-Massage"

Im Stehen nehmen Sie in beide Hände ordentlich viel Creme, legen die Hände mit den Fingerspitzen nach unten an den nackigen Popo. Mit geöffneten Fingern streichen Sie mit angenehmem Druck von den Sitzknochen nach oben außen zu den Beckenkämmen; dabei lassen Sie es zu, dass sich die Pobacken öffnen. Zehnmal oder so lange, wie es Ihnen angenehm ist.

Der Vibrator

Ein herrliches Hilfsmittel, das nicht nur zur Selbstbefriedigung eingesetzt werden kann, sondern auch zur Entspannung und Lockerung des Beckenbodens. Setzen Sie zum Beispiel den Vibrator einfach mal für einige Zeit auf das Schambein oder auch auf den Damm und fühlen Sie nach, wie und ob sich der Beckenboden dadurch entspannen kann. Sie können auch versuchen, Schmerzpunkte mit dem Vibrator vorsichtig zu berühren und dort für einige Zeit zu bleiben, bis der Druck nachlässt.

Die vaginale Wärmflasche

Ein neues „Spielzeug", das ich in der Praxis gern aus meiner Hilfsmittelkiste hole, um es Patientinnen zu zeigen, genannt Vagitherm®: so kann auch der Beckenboden von innen mit Wärme verwöhnt werden. Anwendung ca. 15 Minuten, bitte gemütlich damit hinlegen und nicht herumlaufen. Zu bestellen im Internet, siehe Seite 130. Sehr schön bei allen Verspannungen im Beckenboden! Übrigens: Falls Sie häufig Harnwegsinfekte haben, könnte Ihnen Wärme, frühzeitig als Kompresse auf die Blase gelegt oder von innen mit Vagitherm® angewendet, vielleicht helfen. Sprechen Sie aber in jedem Fall Ihre Gynäkologin/Urologin darauf an.

Der Beckenboden im Laufe des Lebens

Wenn wir uns immer noch auf allen Vieren fortbewegen würden, hätte wohl kein Mensch Probleme mit der Beckenbodenmuskulatur. Aber da sie in der aufrechten Haltung tagein, tagaus der Schwerkraft ausgesetzt ist, ist es auch verständlich, dass sich diese Muskeln mit zunehmendem Alter verändern ...

Meist werden Frauen erst während der Schwangerschaft auf ihren Beckenboden aufmerksam. Häufig treten dann erste Anzeichen einer Beckenbodenschwäche auf. Bedingt durch die hormonelle Umstellung und die damit verbundene Auflockerung des Gewebes und später durch das Gewicht des Babys kommt es zu einem leichten Harnverlust beim Husten, Niesen, Lachen und/oder Hüpfen, zu Hämorrhoiden, zu Schmerzen im Symphysen- und Iliosakralbereich.

WISSEN

Beckenbodenschonende Geburtsstellungen

„Wie soll mein Baby durch diese Enge da unten jemals herauskommen?" Das fragen sich viele werdende Mütter, doch der Beckenboden hat eine natürliche extreme Dehnfähigkeit. Die Plisseefalten der Scheide öffnen sich wie ein Rollkragenpulli. Dieses Wissen nimmt die große Angst vor der Geburt. Verschiedene vertikale Geburtsstellungen (Vierfüßlerstand, Hocke, Seil, Seitenlage etc.) eignen sich prima, um das Baby beckenbodenschonend und schwerkraftunterstützend zu gebären. Dazu kommt die Aufklärung (und das Erlernen der Atemtechnik), dass das Baby zum Schutz des Beckenbodens nie durch den Beckenboden gepresst werden soll, sondern dass es herausgeschoben wird. Die Rückenlage oder gar das Liegen mit abgespreizten Beinen ist nie die Lage der Wahl. Sie ist nur notwendig, wenn es eine medizinische Indikation dafür gibt.

Spätestens dann ist der Zeitpunkt gekommen, mit der Arbeit am Beckenboden zu beginnen. Aber auch Frauen ohne Kinder bekommen häufig irgendwann die Nachteile eines schwachen Beckenbodens zu spüren. Gut zu wissen, dass man immer mit dem Beckenbodenprogramm beginnen kann, dass Muskeln sich auch im Alter bestens trainieren lassen.

Die Kindheit

Ende des zweiten Lebensjahres, oft auch im Laufe des dritten, sind die Nervenbahnen so differenziert entwickelt, dass Kinder Kontrolle über ihren Blasenschließmuskel bekommen. Ab diesem Zeitpunkt erkunden Kinder auch ihre Geschlechtsorgane und entdecken sich voller Erstaunen und Spaß. Die Jungs spielen mit ihrem Penis, die Mädchen fassen an ihre Scheide, setzen sich mit der Scheide direkt auf die Füße, auf die Turnstange, auf die Wippe und nehmen so ersten Kontakt zu diesem Bereich auf und genießen das schöne Gefühl, das dabei entsteht. Je nachdem, wie ausgeprägt die Sauberkeitserziehung, das frühe Blasentraining ausgeprägt ist, lernen sie diesen Bereich als Tabuzone kennen – „Lass das!", „Das macht man nicht!". Zum Glück kommt es heutzutage nicht mehr so oft vor, dass Kinder angeleitet werden, alle zwei Stunden zum WC zu gehen, damit bloß nichts passiert. Es gibt aber immer noch Mütter, die anfangen, das Kind von der Windel zu entwöhnen, obwohl die Kontrolle über die Muskulatur noch gar nicht vorhanden ist. Leider wird Kindern nicht beigebracht, wie sie auf dem WC sitzen sollen. Auch in allen Aufklärungsbüchern fehlt ein Hinweis auf die so wichtige Beckenbodenmuskulatur!

Erwachsen werden

Die Heranwachsenden sehen, dass sich die Geschlechtsteile von außen verändern, doch in Schulbüchern oder Jugendzeitschriften kommt der Begriff Beckenbodenmuskulatur nicht vor. Erste sexuelle Erfahrungen werden gemacht. Die Mädchen lesen etwas von klitoralem und vaginalem Orgasmus. Vorstellungen bauen sich auf, es kommt vielleicht zu ersten Enttäuschungen. Dass für einen vaginalen Orgasmus Beckenbodenmuskulatur von Vorteil ist und wo diese Muskulatur sitzt, das wissen die Mädchen nicht – ebenso wenig, wie den Sex durch die Muskulatur aktiv zu steuern.

Die fruchtbaren Jahre

Schwangerschaft

Nun taucht er endlich auf, der Begriff Beckenboden. Spätestens wenn eine Schwangerschaft eingetreten ist, werden Frauen auf ihren Beckenboden aufmerksam. Wenn die Schwangere Glück hat, wird sie in einem guten Geburtsvorbereitungskurs bei einer Hebamme oder Physiotherapeutin gründlich über diese Muskulatur aufgeklärt. Leider ist der Zeitpunkt der meist ersten Begegnung mit dem Beckenboden inzwischen durch die Geburtenverschiebung fast zehn Jahre später. Sie lernt,

- den Beckenboden in seiner Anatomie und Funktion kennen, ihn wahrzunehmen, ihn anzuspannen und zu entspannen.
- den Beckenboden in der Schwangerschaft zu schützen.

Geburt: Trauen Sie Ihrer inneren Kraft

Heutzutage wird man in den Medien konfrontiert mit Begriffen wie „Save jour lovechannel", „Sanfter Kaiserschnitt", dazu bietet der Markt beckenbodendehnende Geräte. Von Letzteren sollten Sie unbedingt die Finger lassen, denn die Dehnung während der Geburt reicht! Unsere Gesellschaft sollte es Frauen möglich machen, sich wieder ihre ureigensten Kräfte zurückzuerobern und darauf vertrauen zu können. Ziel sollte sein, dass Frauen mit einem normalen Schwangerschaftsverlauf gar nicht erst auf die Idee kommen, einen Kaiserschnitt in Erwägung zu ziehen, sondern dass ihnen mit Ruhe und Aufmunterung der Weg zu einer spontanen Geburt geebnet wird. Jede Frau hat eine angeborene innere Kraft, natürlich zu gebären und diese Kraft in der Ausnahmesituation Geburt zu aktivieren. Man sollte ihr die nötige Unterstützung zuteilwerden lassen, damit sie es schafft, sich auf diese Kraft zu verlassen, wenn sie die ungeheure Stärke der Wehen spürt.

Kein Problem: Beckenbodenübungen während der neun Monate

Immer noch geistert die Vorstellung herum, dass der Beckenboden in der Schwangerschaft nicht gekräftigt werden darf. Das ist falsch! Gerade jetzt muss er Höchstleistung vollbringen. Neue Studien beweisen eindeutig die Wirksamkeit von einem Beckenbodentraining in der Schwangerschaft als Inkontinenzprophylaxe.

Nach der Entbindung oder dem Kaiserschnitt

Bei jeder Frau ist der Beckenboden nun anders als vorher. Beim Kaiserschnitt steht natürlich die Bauchnarbe im Vordergrund und der Beckenboden ist unter der Geburt nicht gedehnt worden. Trotzdem hat der Beckenboden neun Monate lang schwer zu tragen gehabt, war hormonell auf weich gestellt und ist jetzt erholungs- und pflegebedürftig.

Sollte der Kaiserschnitt nicht geplant gewesen sein und vorher schon Wehen den Beckenboden belastet haben, gilt es, den Beckenboden in der Rückbildung genauso zu pflegen und zu kräftigen wie die Bauchmuskulatur. Nach einer vaginalen Entbindung haben die meisten Frauen zunächst ein

„offenes" Gefühl – wenn sie sich trauen, mal mit dem Spiegel zu gucken, sind die Schamlippen auch geöffnet. Der Beckenboden fühlt sich häufig an, als ob er tiefer steht, schwerer ist und manchmal kommt es zu einem Druckgefühl, was sich bei körperlicher Anstrengung verstärkt. Wenn ein Dammriss oder ein Dammschnitt stattgefunden hat, müssen diese Verletzungen noch zusätzlich heilen.

Es tut gut zu wissen, dass kein Beckenboden nach der Geburt mehr der alte ist, aber dass er sich im Laufe der folgenden Monate immer weiter erholen wird.

Beckenboden-Reha

In den ersten Wochen nach der Geburt stehen deshalb Maßnahmen im Vordergrund, die den Beckenboden entlasten. Das beginnt mit der Bauchlage und dem Bauchstand (Bett hochpumpen, an die Seitenkante stellen und den ganzen Oberkörper auf dem Bett ablegen, Kissen unter den Bauch) noch im Krankenhausbett und spätestens zu Hause mit der unwahrscheinlich entlastenden Knie-Ellenbogen-Lage (Seite 97), so häufig, wie es geht.

Auch die Bauchmuskeln dürfen in den ersten Wochen nach der Geburt schon gekräftigt werden! Gegen eine funktionelle Kräftigung, die den Beckenboden nicht überlastet, spricht gar nichts. Der Schwerpunkt liegt dabei auf der Stimulation der Tiefenmuskulatur, aber auch die oberflächlichen Muskeln, besonders die schrägen Bauchmuskeln, werden nicht außer Acht gelassen. Sit-ups, also alle Übungen mit langen Hebeln, bei denen der Bauch und Beckenboden herausgedrückt werden, haben hier natürlich nichts zu suchen.

Das Wochenbett

Schonen und Pflegen

Die junge Mutter sollte sich und ihrer Umgebung klarmachen, dass die ersten sechs Wochen nach der Geburt nicht umsonst Wochenbett genannt werden. In der Praxis erlebe

Babys wollen getragen werden

Entscheidend für den Beckenboden nach der Geburt sind außerdem das richtige Tragen und Heben des Babys, Schieben des Kinderwagens und ähnliche Alltagsaktivitäten. Wenn eine Frau geboren hat, sind diese ersten Jahre meist körperlich ungeheuer anstrengend – ein Zustand, dem meiner Meinung nach überall, aber insbesondere in der Medizin, viel zu wenig Beachtung geschenkt wird.

Kein Wunder, dass der Beckenboden in diesen Jahren leidet. Von einem Tag auf den anderen wird der Körper der Frau belastet durch das Geschleppe des Babys, häufig noch in sperrigen, schwer zu bugsierenden Autositzen, Kinderwagen etc. Das typische Bild vor meinen Augen ist die junge Mutter, die mit dem einen Arm ein Kind trägt und an dem anderen Arm hängen noch zwei Einkaufstaschen. So drücken mal eben schnell 10 bis 20 kg Zusatzgewicht auf den Beckenboden – tagein, tagaus. Auch die Babytragetücher sehe ich mit Skepsis. Natürlich sind der kuschelige Körperkontakt und die einfache Transportmöglichkeit mit freien Händen wunderbar. Aber der durch die Geburt verletzte und geschwächte Beckenboden hat schon mit der normalen „Last" der Organe genug zu tun. Und vielleicht kommen dann abends im Fitnessstudio dann noch die – natürlich gut gemeinten – Sit-ups dazu. Häufig sind junge Mütter (und Väter) in den ersten Lebensjahren ihres ersten Kindes zusätzlich geschwächt durch immer wieder neue Infekte, die sie sich von ihrem Kind holen. Vielleicht ist das elterliche Immunsystem geschwächt oder durch die Konfrontation mit ganz neuen Krankheitserregern schlichtweg überfordert. Doch steht fest, dass auch zahlreiche Infekte dem Beckenboden zusetzen.

ich inzwischen viel häufiger als früher, dass das Wochenbett aus den Gedanken völlig verbannt wird und viel zu schnell versucht wird, in den Alltag (nun mit Baby) zurückzukehren. Das mag daran liegen, dass Frauen ihre Kinder später bekommen und schneller in den Beruf zurückkehren. Alles

– auch die Geburt – wird vorher genau geplant, ebenso schnell muss danach alles wieder funktionieren.

Die Erholungsbedürftigkeit der Frau rückt dabei in den Hintergrund. Dabei ist es gerade in den ersten Wochen so wichtig, dass dem Körper und der Seele Zeit gelassen wird, die Geburtserlebnisse zu verarbeiten. Die Ruhe ist wunderbar und nötig für die neue Mutter-Kind-Beziehung und dem Körper muss die Möglichkeit zur Rückbildung gegeben werden. Vielleicht sollten wir uns ein Vorbild an anderen Kulturen nehmen, in denen die Wochenbettzeit regelrecht zelebriert wird.

Sanfte Stimulation

Auf jeden Fall brauchen die gedehnten, überlasteten, häufig verletzten Strukturen Schonung, Pflege und Entlastung: viel Liegen bzw. Einnehmen von entlastenden Haltungen und gleich vom ersten Tag an sanfte Übungen, um den Beckenboden und alle umliegenden Muskeln bei der Heilung gleich wieder in die richtige Richtung zu locken.

Es gibt inzwischen genug Studien, die belegen, dass früh beginnende Rückbildungsgymnastik u. a. einer Inkontinenz vorbeugt. Durch die sanfte Stimulation von Beckenboden, Bauch- und Rückenmuskulatur werden die Wundheilungsvorgänge unterstützt.

▶ **Wie soll ein zarter Beckenboden solche typischen Alltagssituationen unbeschadet überstehen?**

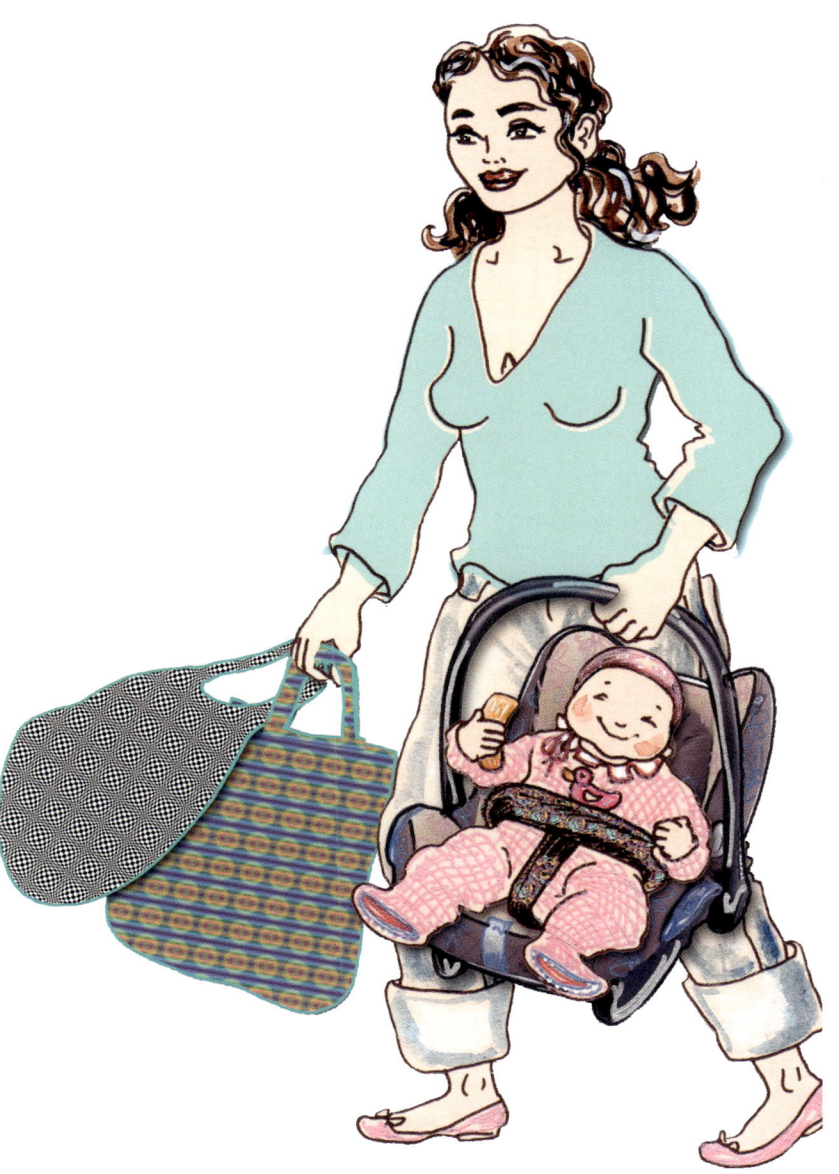

Ines L., 35 Jahre

» Rückbildung muss sein

Ines L., 35 Jahre alt, kommt mit einem großen Leidensdruck zu mir in die Praxis. Sie hat vor zwei Jahren ihr erstes Kind bekommen. Sport ist ihrem Leben immer sehr wichtig gewesen, sodass sie einige Wochen nach der Geburt wieder angefangen hat, im Fitnessstudio zu trainieren. Ein- bis zweimal pro Woche macht sie dort ein Langhanteltraining und läuft zusätzlich zweimal pro Woche um die Alster, die wunderschöne Hamburger Laufstrecke von 7 km.

Die seit der Geburt bestehenden Beckenbodenprobleme hat sie versucht zu ignorieren und sich auch auf die Aussage des Arztes verlassen, dass es einfach seine Zeit braucht, um wieder besser zu werden. Inzwischen kann sie nur noch laufen gehen, wenn Blase und Darm absolut leer sind und trotzdem muss sie mindestens einmal hinter einem Busch verschwinden. Ihre Slipeinlage ist nie ganz trocken, auch Niesen und Hüpfen bereiten ihr Probleme. Bei der Befundaufnahme habe ich eine schlanke, wunderbar trainiert aussehende Frau vor mir. Bei der genauen Untersuchung der Muskulatur fällt dann aber auf, dass ober- und unterhalb des Bauchnabels eine Spalte zu fühlen ist (in der Fachsprache Rectusdiastase genannt) und der Beckenboden nicht in der Lage ist, schnell anzuspannen.

Was ist passiert?

Ines L. hat nach der Geburt ausschließlich ihre Silhouette trainiert, aber auf die Tiefenmuskulatur hat sie niemand hingewiesen. Zur Rückbildungsgymnastik ist sie nicht gegangen, deshalb hat sie auch von der Beckenbodenmuskulatur nichts gewusst.

In den folgenden drei Monaten lernt Ines L. zuerst, ihren Beckenboden zu fühlen, zu entspannen, zu schützen und reaktiv anzuspannen, außerdem üben wir mit der Tiefenmuskulatur, z. B. die Übung Ich halte meine Organe (Seite 62), Kontrollhand (Seite 73) etc. Diese Übungen machen Ines L. Spaß, weil sie auch anstrengend sind.

Während dieser Wochen macht Frau L. auf meine Bitte hin Nordic Walking, anstatt zu joggen. Danach beginnt sie wieder mit dem Laufen, bewusst leichtfüßig und aufrecht. Nun kommt sie ohne Unterbrechung wieder trocken an, nur in der zweiten Zyklushälfte stellt sie manchmal zwischendurch auf Walken um. Das Bewusstsein für den Beckenboden hat sie ganz tief verankert.

Es ist nie zu spät, nach einer Geburt etwas für den Beckenboden zu tun! Beginnen Sie mit dem Training, auch wenn Ihr Kind schon zwei, fünf, zehn, 20 oder 40 Jahre alt ist! Vertrauen Sie auf die Regenerationsfähigkeit Ihrer Muskulatur. ■

Probleme auch ohne vorherige Schwangerschaft

Doch auch wenn eine Frau keine Kinder geboren hat, kann ihr der Beckenboden trotzdem Probleme bereiten. Unklare Beschwerden, Schmerzen im Unterleib oder Rücken, Scheidenkrämpfe, Hämorrhoiden, Schmerzen beim Geschlechtsverkehr und ebenso Symptome der Inkontinenz sind möglich. Diese Patientinnen haben meist einen langen Weg hinter sich, bis ihr Problem erkannt wird. Da die Ursache einer Beckenbodenproblematik oft in einer Geburt gesucht wird, fallen diese Frauen durch das Raster.

Tatsächlich erlebe ich aber in der Praxis, dass auch ein Beckenboden, der nicht durch eine Entbindung belastet wurde, große Schwierigkeiten machen kann. Unabhängig von der möglichen Ursache (Stress, Zeitdruck, Allergien, Missbrauch, möglicherweise das Verarbeiten der Kinderlosigkeit etc.) kommt es zu einer Tonisierung der Muskulatur, die Grundspannung ist also erhöht.

Die Diagnose heißt dann z. B. Beckenbodenspastik: Der Beckenboden ist fest, aber trotzdem kraftlos, das Resultat dann ebenfalls eine Beckenbodenschwäche, da eine schon angespannte Muskulatur nicht adäquat auf Reize reagieren kann.

Am Beispiel Husten kann man sich das ganz gut vorstellen: Die Hustendruckwelle kommt von oben auf den Beckenboden. Die weichelastische Muskulatur reagiert mit einer kräftigen Gegenspannung, dadurch bleiben die Öffnungen verschlossen. Wenn der Beckenboden vorher schon angespannt war, kann die Muskulatur nur noch einen kleineren Prozentsatz an Gegenspannung aufbauen, die Reaktion ist also nicht adäquat.

Wir brauchen diese „reflektorischen Verschlussanforderungen". Bei all diesen Beschwerden steht im Vordergrund, wieder zu lernen, wie sich die Muskulatur anfühlt, wenn sie locker ist. Wahrnehmungsübungen (Seite 40 ff.) und Dehnübungen (Seite 84 ff.) stehen zunächst im Vordergrund. Dann verwöhnen Sie Ihren Beckenboden (siehe Beckenbodenwellness). Erst lange danach wird die Muskulatur gekräftigt. Dabei konzentrieren Sie sich auf die Schließmuskeln. Die tiefe Beckenbodenmuskulatur ist bei den meisten Patienten kräftig genug; es hapert an der Schließmuskulatur, die wieder lernen soll, sich von außen nach innen zu schließen. Zarte, kurze Anspannungen sind hier wichtig!

Die reifen Jahre

Wenn die fruchtbaren Jahre zu Ende gehen, kommt es auch wieder zu Veränderungen im Beckenbodenbereich. Beschwerden können, müssen aber nicht auftreten. Die Hormonsituation verändert sich und das Östrogendefizit führt zu Veränderungen der Schleimhaut der Harnröhre und der Vulva/Vagina. Die Durchblutung ist vermindert, evtl. baut sich die Schleimhaut ab. Die Haut ist trockener, kann jucken. Der pH-Wert der Vagina verändert sich, Keime haben es nun leichter, sich auszubreiten, die Infektanfälligkeit erhöht sich.

All das kann die Kontinenz erschweren, sodass es noch wichtiger ist, sich um seinen Beckenboden zu kümmern. In der Medizin wird dieser Zustand so blumig „urogenitales Altern" genannt, Natalie Angier nennt es in ihrem Buch „weiblicher Übergangsritus". Frauen sind häufig jetzt erst in der Lage, sich Zeit für sich selbst zu nehmen: Die Karriere ist gemacht; falls Kinder vorhanden, sind sie groß und es gibt endlich die Möglichkeit, sich um den eigenen Körper und die Seele zu kümmern.

Nutzen Sie die Möglichkeit, auf natürliche Weise Ihren Hormonhaushalt zu stabilisieren!
- Essen Sie Omega-3-Säuren-reich und häufig Fisch,
- Nehmen sie jeden Tag einen Teelöffel Leinöl zu sich,
- Sollten Sie jeden Tag 30 Minuten Zeit haben, lernen Sie Hormonyoga und

- Lassen Sie sich von ihrer Gynäkologin oder Heilpraktikerin über naturheilkundliche Präparate beraten.

Entdeckungstour durch den eigenen Körper

Frauen in diesen Jahren, die in die Praxis kommen, erstaunen mich immer wieder. Zum einem sind sie manchmal noch so erzogen, dass der gesamte Genitalbereich eine Tabuzone ist; zum anderen sind sie oft neugierig auf ihren Körper geworden, ob es dort doch noch etwas zu entdecken gibt. Wenn sie erst einmal in der physiotherapeutischen Praxis angekommen sind, haben sie sowieso schon einen oft langen, beschwerlichen Weg hinter sich und sich schon vorher getraut, über ihre jeweilige Problematik zu sprechen.

Häufig machen diese Frauen nun mit regelrechter Hingabe ihre Übungen und haben einen unglaublichen Spaß daran, sich selbst zu entdecken, oft das erste Mal in ihrem Leben. Es ist zu schön, was diese Frauen dann beim nächsten Mal in der Praxis berichten. Ich freue mich natürlich am meisten, wenn ich irgendwann auch zu hören bekomme, dass dieses Beckenbodentraining ja auch noch andere, „sehr erstaunliche" Auswirkungen hat. Sehr oft verändert sich eben durch das Beckenbodentraining auch die Sexualität. „Mein Mann hat gesagt, das sind auch Muskeln, die ihm Spaß machen, vielen Dank!"

Die wichtigsten Fragen aus meiner Praxis

1 Muss ich nun mein Leben lang üben?

Wenn Sie dieses Trainingsprogramm beendet haben und zufrieden mit Ihrer Muskulatur sind, z. B. keine Schmerzen haben, kontinent sind und sich kräftig in Ihrer Mitte fühlen, gilt es, diesen Zustand zu bewahren. Halb gewonnen haben Sie schon dadurch, dass Sie von nun an erkennen, wann Ihr Beckenboden im Alltag belastet wird, und dass Sie diese Belastung reduzieren können, indem Sie Ihre „Sicherung" einsetzen. Immer, beim Husten, Heben, Tragen, Sport etc. Und Sie wissen jetzt, dass der Beckenboden als Schwachstelle im weiblichen Körper besonders schonungs- und pflegebedürftig ist – lebenslang.

Schlagen Sie, wann immer Sie können, der Schwerkraft ein Schnippchen! Sie müssen nicht jeden Tag auf der Matte üben. Integrieren Sie lieber den wachen Beckenboden in Ihren Alltag. Ebenso wie die Übung Kontrollhand (Seite 73), die Sie ruhig auch in Zukunft zehnmal 10 Sekunden am Tag machen. Das geht gut beim Zähneputzen, im Stehen am Schreibtisch oder in der Küche.

Wenn Sie es gewöhnt sind, Sport zu treiben, bauen Sie, wenn es die Sportart zulässt, ein paar Beckenbodenübungen mit ein. Das geht gut beim Schwimmen, Radfahren und jeder Art von Gymnastik. Bei anderen Sportarten bauen Sie in Ihr anschließendes Dehnungsprogramm einige Beckenbodenübungen mit ein.

Muskeln muss man fit halten

Wenn Sie keinen Sport treiben, können Sie sich ja aus diesem Buch Ihr ganz persönliches Lieblingskräftigungs- und Dehnprogramm für alle wichtigen Muskeln zusammenstellen. Es gilt für den Beckenboden das, was auch für alle anderen Muskeln gilt: Möchte man knackige Muskeln haben, muss man sie einfach fit halten! Was tun wir nicht alles,

wenn wir sehen, dass unsere Oberarme oder Oberschenkel „schlabbern"? Deshalb ist es zu schade, dass man den Beckenboden nicht sieht, sonst würde er garantiert mehr Pflege abbekommen.

Wenn Sie merken, dass Ihnen das Trainingsprogramm gutgetan hat, es aber noch nicht gereicht hat, um Ihre Beschwerden oder Ihre Schwäche zu Ihrer vollen Zufriedenstellung zu bessern, üben Sie in modifizierter Form weiter. Sie schaffen es bestimmt, sich zwei bis drei Tage in der Woche herauszusuchen, an denen Sie Ihr Programm weiterüben können (und sowieso Kontrollhand (Seite 73) zehnmal 10 Sekunden täglich).

Wenn Sie merken, dass Beschwerden, die durch das intensive Training weggegangen sind, nach einigen Monaten oder Jahren wiederkommen, wiederholen Sie das Programm. Zögern Sie nicht, sich von einer kompetenten Physiotherapeutin dabei helfen zu lassen!

2 Nach einem langen Tag habe ich ein starkes Druckgefühl und Schmerzen im Bauch und unteren Rücken. Was kann ich tun?

Dies kann ein Zeichen für eine Senkung der Organe (Gynäkologin fragen!) und/oder eine Beckenbodenschwäche (trainieren!) sein. Bitte entlasten Sie Ihren Beckenboden, sooft Sie können. Gewöhnen Sie sich an, sich nach körperlichen Anstrengungen in Umkehrpositionen zu bringen: Legen Sie sich also nicht einfach auf das Sofa, sondern unterlagern Sie dabei Ihr Becken etc. (Seite 98).

Wenn Sie sich nur kurz entlasten wollen, liefern Sie Ihrem Beckenboden eine kleine Erleichterung durch den Hund (Seite 99). Planen Sie Entlastungszeiten in Ihren Tagesablauf ein! Vermeiden Sie jedes nicht absolut notwendige

Tragen. Kinder können sich erstaunlich früh daran gewöhnen, selbst zu gehen, wenn sie wissen, dass ihre Mami nicht schwer tragen soll.

Und das Tragen von Getränkekisten und ähnlichen netten Sachen ist und bleibt Männersache – die haben einfach eine Öffnung als Schwachstelle weniger. Und wenn kein Mann zur Stelle ist, tragen Sie die schweren Sachen bitte in Etappen. Ihr Körper verzeiht Ihnen das Tragen nicht!

Und: Auch bei einer Senkung der Organe ist ein Beckenbodentraining erfolgreich und sinnvoll, wie eine neue Studie nun gezeigt hat.

3 Nach einem Dammriss dritten Grades habe ich Probleme, Winde und sogar manchmal Stuhlgang zu halten. Was kann ich tun?

Laut einigen Studien kommt es bei 30 Prozent aller Erstgebärenden bei einer vaginalen Geburt zu Verletzungen des analen Schließmuskels und zu Nervenschäden durch Überdehnung des Beckenbodens. Dadurch wissen Sie erst mal, dass Sie mit diesem Problem nicht allein auf der Welt sind, sondern die meisten Frauen sich einfach nicht trauen, darüber zu sprechen.

Grundsätzlich würde ich es begrüßen, wenn alle Frauen ab einem Dammriss dritten Grades nach der Geburt in physiotherapeutische Behandlung zu einer spezialisierten Physiotherapeutin gehen, damit die Muskulatur frühzeitig wieder gelockt wird und das Problem nicht in späteren Jahren zu größerem Handlungsbedarf führt. Das wäre sicher auch im Sinne der Krankenkassen. Also besorgen Sie sich, wenn Sie können, eine Heilmittelverordnung für Krankengymnastik bei Ihrem Arzt. Gehen Sie zu einer Proktologin. Sorgen Sie außerdem für unbedingt für eine gute Verdauung. Sowohl Verstopfung als auch Durchfall wären für den verletzten Schließmuskel zu viel!

Das Reiskissen hilft beim Üben. Untersuchen Sie nicht nur Ihren vorderen Beckenboden, sondern auch Ihren hinteren Schließmuskel. Das geht am besten in der Badewanne oder sonst im Stehen mit einem etwas höher aufgestellten Bein und einem Handspiegel. Fühlen Sie mit Ihrem Zeigefinger das Gebiet um den Anus. Ist die Sensibilität in Ordnung? Tut etwas weh? Wie ist die Beschaffenheit der Narbe zur Scheide hin? Führen Sie Ihre Kleinfingerkuppe leicht in den Anus. Nun schnüren Sie sanft zu. Kommt die Spannung bei Ihrem Finger an? Machen Sie den gleichen Test, den Sie vorher mit dem Finger in der Scheide gemacht haben (siehe Seite 18). Dann wissen Sie schon besser Bescheid über Ihren Schließmuskel. Das Testergebnis setzen Sie ebenso um, nur dass Sie sich bei allen Übungen auf den Anus konzentrieren. Betonen Sie das Üben der analen Schließmuskulatur. Nähen Sie auf jeden Fall ein Reiskissen und setzen Sie sich so häufig wie möglich mit dem Anus darauf (Seite 48). Auch schön sind alle Übungen auf dem Pezziball (Seite 65) und in Bauchlage (Seite 54). Bitte beachten Sie beim Üben, dass es sich hier um einen „Zwergenmuskel" handelt, den Sie ins Leben zurücklocken wollen...

4 Mein Arzt hat mir ein Pessar verordnet. Ist das sinnvoll?

Pessare sind Hilfsmittel, die es in unterschiedlichen Formen (Würfel, Ringe, Kugeln, Schalen) und unterschiedlichen Materialien (Silikon, Hartgummi etc.) gibt. Sie werden morgens in die Scheide eingeführt und abends herausgenommen oder auch nur beim Sport, während starker Belastung oder in der zweiten Zyklushälfte getragen. Die Ringe dichten den Blasenhals ab, die Würfel saugen sich an den Scheidenwänden fest und schieben die Gebärmutter weiter nach oben.

WISSEN

Beckenbodenbewusster Alltag

Durch eine Geburt kann auch die Aufhängung der Beckenbodenmuskulatur verletzt worden sein. So ein Schaden lässt sich nicht wegtrainieren. Zur Kompensation sind aber das Training der Beckenbodenpartner (tiefe Bauch- und Rückenmuskulatur, Beinmuskulatur) und auch ein beckenbodenbewusster Alltag unerlässlich.

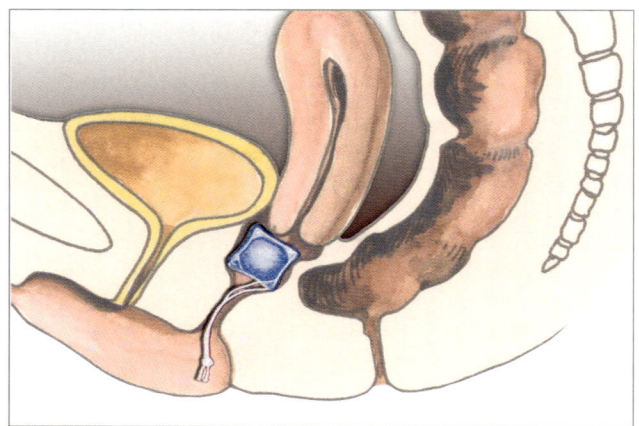

◀ Pessare wirken gut einer Senkungsproblematik entgegen.

Gynäkologen angepasst. Sie werden in entlastenden Ausgangsstellungen eingeführt, sodass die vorgefallenen Organe bestmöglich zurückgeschoben fixiert werden. Sie sind als Unterstützung nur möglich, wenn der Beckenbodenschaden nicht zu groß ist, sodass sie z. B. herausfallen würden. Außerdem darf die Gebärmutter nicht so weit vorgefallen sein, dass sie die Harnröhre abknickt (Quetschharnmechanismus) und das Abknicken durch das Pessar aufgehoben wird. So würde erst recht eine Inkontinenz entstehen. Mit Pessaren lassen sich oft schöne Verbesserungen erzielen, sie sind nicht nur etwas für ältere Frauen, sondern gerade auch gut für junge Frauen geeignet, die eine dementsprechende Senkungsproblematik haben und nicht operiert werden wollen oder können.

Dadurch sitzt sie wieder über dem Beckenboden, sodass dieser auch besser arbeiten kann. Pessare werden vom

Ein Fall aus meiner Praxis

» Blasensenkung nach der Geburt

Anna P., eine 40-jährige Ärztin, hat nach der heftigen und schnellen Geburt ihres dritten Kindes vor acht Wochen eine Blasensenkung davongetragen. Sobald sie etwas länger auf den Beinen ist, scheuert ein Fremdkörper (in diesem Fall die Blase, es ist aber häufig auch die Gebärmutter) zwischen ihren Beinen. Es ist für sie unmöglich, schneller zu gehen, an Sport ist gar nicht zu denken, Praxis- und Mutteralltag gestalten sich schwierig.
Der ganze Genitalbereich fühlt sich wund an und schmerzt. Anna P. fühlt sich uralt und ist unglücklich. Von ihrem Gynäkologen wird sie vor die Wahl gestellt: Drei Monate lang Krankengymnastik oder eine Senkungsoperation.
Anna P. kommt zu mir. Als Erstes überlegen wir, wie sie ihren Alltag so umstellen kann, dass sie sich zwischendurch oft in entlastende Positionen begeben kann. Beispielsweise durch Pausen zwischen den Untersuchungen, tägliche Mittagsruhe ermöglicht durch eine Babysitterin, die auch gleichzeitig die weiten Fußwege zum Abholen der Kinder übernimmt, durch Stillen grundsätzlich im Liegen. Dann lernt Anna P., den Beckenboden zu fühlen, sanft anzuspannen und schonend ihre Kinder hochzuheben etc.
Beim Anspannen des Beckenbodens stört sie der Fremdkörper. Im gemeinsamen Gespräch mit dem Gynäkologen überlegen wir, ob ein Pessar infrage kommen würde. Das nächste Mal kommt Anna P. mit dem Pessar zum Üben. Ihr geht es im Alltag deutlich besser und sie kann beim Üben endlich ihre Beckenbodenmuskulatur fühlen.
Nach zwölf Terminen fühlt sich Anna P. bereits so fit, dass sie allein weitermachen möchte. Drei Monate später ruft sie mich an und berichtet, dass sie das Pessar nur noch bei anstrengenden Tätigkeiten und beim Sport tragen muss. Wir treffen uns zu einer vaginalen Untersuchung der Muskulatur, die annähernd normale Werte zeigt.
Anna P. übt allerdings konsequent und achtet zum ersten Mal in ihrem Leben auch darauf, sich selbst regelmäßig zu entlasten. ■

5 Ich habe sehr starke Hämorrhoiden. Meine Proktologin rät mir zu einem Beckenbodentraining – was hat das eine mit dem anderen zu tun?

Es gibt einen schönen Spruch: „Hämorrhoiden sind hausgemacht!" Zusätzlich zu den Schließmuskeln gibt es, um den Enddarm „luftdicht" oder „ gasdicht" zu verschließen, einen Schwellkörper, der aus kleinen Gefäßen besteht, den sogenannten Hämorrhoidalgefäßen.

Viele Menschen gewöhnen sich im Laufe ihres Lebens an, beim Stuhlgang zu pressen. Dadurch wölben sich diese Gefäße über das normale Maß hervor und irgendwann bleiben sie draußen hängen. Die Ursachen für Hämorrhoiden können vielfältig sein. Durch ein Beckenbodentraining lernt man, den Beckenboden im angespannten, aber auch entspannten Zustand wahrzunehmen. Die Entspannung der Muskulatur ist eine Grundvoraussetzung für den Stuhlgang – zusätzlich zur ballaststoffreichen Ernährung, Hilfstechniken, um nicht pressen zu müssen, und der richtigen Haltung auf dem WC (Seite 101). Deshalb ist ein Beckenbodentraining sehr sinnvoll.

6 Ich habe nach der Geburt meines Kindes gleich wieder Sport getrieben. Mein Körper ist wieder der alte, nur mein Bauch sieht insbesondere abends aus als wäre ich im sechsten Monat!

Das ist ein Phänomen, das ich oft in der Praxis sehe und das sehr viele Frauen unglücklich macht. Ein Grund kann sein, dass beim Sport nur die oberflächlichen Muskeln trainiert worden sind und die Tiefenmuskulatur dabei auf der Strecke geblieben ist (Sit-ups, Radfahren mit den Beinen im Liegen, Aerobic, Step und Co.).

Wenn dann die Kraft des Halteapparats am Ende eines langen Tages nachlässt, wird es besonders auffallend: Die Hose wird zu eng und der Bauch sieht alles andere als hübsch aus. Vielleicht spüren Sie beim Tasten Ihres Bauches auch einen Spalt, oberhalb und unterhalb des Bauchnabels (da, wo in der Schwangerschaft ein brauner Streifen war). Dieser Spalt, genannt Rectusdiastase, entsteht, wenn sich die gedehnten Bauchmuskeln nach der Schwangerschaft nicht wieder richtig geschlossen haben.

Was tun? Konzentrieren Sie sich auf die tiefen Muskeln. Machen Sie verstärkt die Übungen 1 bis 3 aus dem Bodystyling-Teil (Seite 70), üben Sie täglich mindestens zehnmal 10 Sekunden Ich halte meine Organe (Seite 62). Als Sport ist für diese Muskulatur ein gut angeleitetes Pilatestraining ideal. Auch Übungen mit dem Schwingstab (Flexibar®, Staby® u. Ä.) eignen sich hervorragend. Dabei handelt es sich um lange Stäbe mit kleinen Gewichten an beiden Enden, die man in verschiedenen Ausgangspositionen schwingen lässt und dabei Ruhe im Körper bewahren muss.

7 Welcher Arzt ist eigentlich wirklich für meine Probleme zuständig? Und zahlt die Krankenkasse ein Beckenbodentraining?

Grundsätzlich sind der Hausarzt, der Internist, der Gynäkologe, der Urologe und der Proktologe zuständig. Wichtig ist es, sich überhaupt zu trauen, über eine mögliche Beckenbodenschwäche zu sprechen und den Arzt auch damit zu konfrontieren. Bei einer Befragung meiner Patientinnen im Jahre 2004 kam heraus, dass 40 Prozent der Frauen auf Eigeninitiative zu mir kamen: durch Recherchen im Internet, den Tipp einer Freundin oder Hebamme. Erst dadurch wurden sie über die Möglichkeit, etwas gegen ihre Probleme zu unternehmen, informiert.

Bei Beschwerden stehen jeder gesetzlich versicherten Patientin zweimal sechs Krankengymnastikbehandlungen zu (Heilmittelkatalog SO2 a) und, wenn die Probleme weiterbestehen, nach einer 12-wöchigen Behandlungspause wieder zweimal 6 Behandlungen. Leider sind die Ärzte wegen des immer noch bestehenden unseligen Budgetierungssystems oft verunsichert, was sie verschreiben dürfen, deshalb muss man manchmal einmal mehr nach einer „Heilmittelverordnung" fragen. Die privaten Versicherungen zahlen Krankengymnastik bei einem vorliegenden Rezept meistens komplikationslos. Fragen Sie Ihren Arzt nach einer spezialisierten Physiotherapeutin oder gehen Sie selbst auf Therapeutensuche über das Internet (Seite 130).

Beckenbodenzentren gibt es in jeder größeren Stadt. Laut WHC ist jede fünfte Frau über 25 von einer Beckenbodenschwäche betroffen – egal, ob sie geboren hat oder nicht! Und: Was ist an einer Muskelschwäche peinlich? Es ist uns doch nicht peinlich, wenn die Oberschenkelmuskulatur schlapp ist! Also: Reden Sie darüber und informieren Sie sich über Therapiemöglichkeiten.

Außer den oben genannten Facharztgruppen gibt es auch Ärzte, die sich speziell im urogynäkologischen Bereich fortgebildet haben, und in fast jeder größeren Stadt gibt es sogenannte Beckenbodenzentren, die sich ausschließlich mit der Diagnostik und der Therapie rund um den Beckenboden befassen und dafür unterschiedlichste Berufsgruppen unter einem Dach vereinen.

8 Was halten Sie von Biofeedbackgeräten, Beckenbodentrainern, Liebeskugeln etc.?

Bei allen Biofeedbackgeräten, die auf dem Markt sind, ist das Grundproblem, dass sie auch reagieren, wenn die Gesäßmuskulatur arbeitet. Das bedeutet, dass man unbedingt vor der Benutzung gelernt haben muss, wie man den Beckenboden isoliert anspannt. Dann ist es wichtig, mit einem Gerät zu arbeiten, das auch die Entspannungsphasen aufzeichnet. Man lässt sich sonst zu sehr dazu verleiten, immer noch mehr anzuspannen, ohne zwischendurch ausreichend zu entspannen.

Es gibt mechanische Geräte (Come®; Epi-no®) und elektronische/batteriebetriebene Geräte (Myself®, auch Geräte, die ggf. der Arzt verschreibt), die im Prinzip gleich arbeiten, nur dass sich bei den ersten ein Fühler auf und ab bewegt und es bei den anderen leuchtet und blinkt. Ich denke, dass es sinnvoller ist, die Vielfalt der Beckenbodenmuskulatur über verschiedenartige Übungen in unterschiedlichsten Ausgangsstellungen anzusprechen, als sich mit einem Gerät hinzulegen.

Wenn Sie allerdings zu den Menschen gehören, die nur ganz schwer Zugang zu ihrer Beckenbodenmuskulatur bekommen, dann kann Ihnen so ein Hilfsmittel beim Fühlen des Beckenbodens helfen (z.B. auch nach einer Nervenirritation bei der Geburt). Das preiswerteste Biofeedback (Biofeedback = natürliche Rückmeldung) ist ein Spiegel, mit dem man ab und zu mal guckt, ob sich der Beckenboden auch wirklich beim Anspannen bewegt, oder der Finger, mit dem man mal nachtastet.

Zusätzliche Gewichte belasten nur. Von allen Konen (kegelförmige Gewichte in unterschiedlicher Größe und Schwere) halte ich persönlich nichts, weil ich schon oft gesehen habe, dass sie dann einfach nur, meist als zusätzliches Gewicht, in der Scheide hängen oder sie krampfhaft festgehalten werden, damit sie nicht hinausfallen. Es ist schwierig, mit Konen zwischendurch adäquat zu entspannen. Außerdem ist die scheidenverengende Muskulatur wirklich nur ein kleiner Teil unseres Beckenbodens.

Das älteste Hilfsmittel, das auf dem Markt ist, sind die sogenannten Liebeskugeln, auch Ri-No-Tama-Kugeln genannt (neuere Variante: Smart Balls), die man sich in die Scheide einführt, um sie dann hin und her zu bewegen. Sie haben den Vorteil, dass man damit sich und den ganzen Beckenboden sehr viel dynamischer bewegen kann als z.B. mit Konen. Probieren Sie im Stehen die Übungen Lieblingsmusik (Seite 68). Auch diese Liebeskugeln sind nicht dafür da, den ganzen Tag getragen zu werden, sondern nur mal zwischendurch. Durch den Umgang mit den Liebeskugeln wird einem bewusst, dass wir auch tief in uns Muskeln haben. Diese können Sie im Hebammenladen oder neuerdings auch in einigen Drogeriemärkten kaufen oder im Internet bestellen.

9 Mein Arzt hat mir Medikamente verordnet. Soll ich sie nehmen?

Es gibt viele verschiedene Arten, medikamentös auf eine Beckenbodenschwäche einzuwirken. Am wohl häufigsten wird mit Östrogenen gearbeitet, um auf den Östrogenmangel insbesondere mit Eintreten der Wechseljahre einzuwirken. In dieser Zeit verringert sich die Östrogenproduktion. Einen Vorgeschmack darauf bekommen wir Frauen schon in anderen östrogenärmeren Zeiten wie der zweiten Zyklushälfte und in der Stillzeit.

Ein Mangel an Östrogenen führt im Urogenitaltrakt zum Abnehmen der Gewebedurchblutung, zum Abbau der Schleimhaut, sie wird dünner und trockener, die Blasenschließmuskulatur erschlafft. Symptome sind dort z. B. eine trockene Scheide, Juckreiz, Schmerzen beim Geschlechtsverkehr, häufige Harnwegsinfekte. Häufig hilft schon die Gabe von östrogenhaltigen Cremes oder Zäpfchen. Östrogenzufuhr in Form von Tabletten wird heute aufgrund der bekannten möglichen Nebenwirkungen und des unklaren positiven Effektes auf den Beckenboden sehr sorgfältig abgewogen und es lohnt sich, mit dem Frauenarzt darüber ganz in Ruhe zu sprechen.

Zum Teil drastische Nebenwirkungen. Dann gibt es verschiedene Medikamente (Anticholinergika, Spasmolytika, Antidepressiva etc.), die über das zentrale Nervensystem wirken und bei Belastungs- und Dranginkontinenz verschrieben werden. Wegen der zum Teil heftigen Nebenwirkungen sollte man vorher alle konservativen Möglichkeiten ausgeschöpft haben – durch intensive Physiotherapie und das Korrigieren des Trink- und Miktionsverhaltens (Seite 24 ff.). Auch verschiedene pflanzliche Präparate sind auf dem Markt, die die Blasenmuskulatur beruhigen und dadurch eine Erhöhung der Blasenkapazität möglich machen sollen (Kürbis, Goldrute, Ackerquecke und Co.). Und die TCM (Traditionelle Chinesische Medizin) bietet ebenso wie die Homöopathie mit ihrer ganzheitlichen Denkweise viele Möglichkeiten.

10 Seit der Geburt meines Kindes entweicht häufig Luft durch meine Scheide, woher kommt das?

Vielleicht kennen Sie Plissee-Stoff. Er hat viele kleine Falten, die man auseinanderziehen kann. So ähnlich ist unsere Scheide beschaffen. Nach einer vaginalen Entbindung dauert es oft eine ganze Weile, bis sich die Falten alle wieder zurechtgelegt haben. Die Scheide steht etwas offen, saugt dadurch Luft an und gibt sie dann häufig sehr geräuschvoll wieder her.

Denken Sie an die alte Hebammenregel: Neun Monate kommt's, neun Monate geht's! Die Rückbildungsprozesse dauern mindestens ebenso lange. Durch das Beckenbodentraining werden diese Scheidenblähungen jedoch schneller verschwinden.

11 Mein Arzt rät mir wegen meiner starken Inkontinenzbeschwerden zu einer Gebärmutterentfernung. Soll ich das machen lassen?

Wenn die Gebärmutter wirklich nur herausgenommen werden soll, weil sie zu einer Inkontinenz führt, lohnt es sich in jedem Fall, vorher alle Register zu ziehen. Das bedeutet also gründliche urodynamische Untersuchungen einschließlich evtl. anschließenden Trink- und Miktionstrainings (Seite 24 ff.), evtl. Pessartherapie, medikamentöse Therapie und natürlich unbedingt eine Beckenbodentherapie bei einer hierfür spezialisierten Physiotherapeutin über mindestens drei, besser sechs Monate. Erst wenn das alles wirklich nichts gebracht hat, kann die Gebärmutterentfernung dann das richtige Mittel sein. In jedem Fall sollte man immer mehrere Meinungen von verschiedenen Ärzten einholen! Wie wichtig die Gebärmutter in unserem weiblichen Körper ist, wird immer noch wieder neu entdeckt. Und häufig sieht man erst nach der Operation, was ein fehlender Baustein in unserem Körper bewirkt. Körperlich und seelisch. Bei schwerwiegenden Erkrankungen der Gebärmutter stellt sich diese Frage selbstverständlich nicht. Doch nach einer Operation ist in jedem Fall Physiotherapie nötig.

12 Bei mir wurde eine Dranginkontinenz diagnostiziert. Was ist das?

Hier liegt das Problem nicht in einer Schwäche der Schließmuskulatur, sondern in einer überaktiven Blasenmuskulatur. Eine andere Bezeichnung ist auch Reizblase. Die Betroffenen verspüren häufig einen überfallartigen Harndrang und verlieren, wenn sie die Toilette nicht rechtzeitig erreichen, den Urin nicht tröpfchenweise, sondern auch mal schwallartig. Der Arzt versucht zunächst, Entzündungen und neurologische Ursachen auszuschließen. Dann gibt es die Möglichkeit, ein Trink- und Blasentraining durchzuführen, Verhaltens-, Entspannungs- und Aufschubstrategien bei einer Physiotherapeutin zu erlernen und evtl. Medikamente zu nehmen. Alle Wahrnehmungsübungen (Seite 40 ff.) sind hier wichtig und besonders Tipps und Tricks, wenn die Blase drängelt (Seite 102). Häufig sieht man aber auch Mischbilder der Dranginkontinenz und der Stressinkontinenz (auch Belastungsinkontinenz genannt), der eine Schwäche der Blasen-schließmuskulatur zugrunde liegt, die bei Druckerhöhungen im Bauchraum nicht kräftig genug „dicht" stellen kann. Hier wird man mehrere Behandlungsmethoden kombinieren müssen.

Meine Erfahrung ist, dass zwei Dinge in der Drangsituation sofort eine Besserung bringen: Spannen Sie fünf- bis zehnmal sehr kräftig und kurz Ihren Beckenboden an und dann atmen Sie ruhig in Ihren Bauch hinein. Wichtig: Zuerst müssen Sie diese Techniken natürlich öfter in der „unbelasteten" Situation geübt haben, sodass Sie im Notfall sofort abrufbar sind!

13 Ich habe seit vielen Monaten schreckliche Schmerzen und ein Brennen im Beckenboden, wie kann mir geholfen werden?

Vielleicht leiden Sie unter einem Chronischen Beckenbodenschmerz, eine Erkrankung, deren Ursachen und Entste-

hungsmechanismen noch relativ ungeklärt sind. Sprechen Sie in jedem Fall mit Ihrem Hausarzt, der sie dann vielleicht zu einem Spezialisten weiterleiten wird. Patient(inn)en, die mit Schmerzen zu mir in die Praxis kommen, zeigen häufig gleiche Bewegungsmuster. Sie stehen häufig mit angespannten Popo und eingezogenem Bauch, die Füße nach außen gedreht, das Gewicht auf den Fersen. Anspannung und Ängste, die sich bei anderen Menschen vielleicht eher in einem schmerzhaft verspannten Nacken oder einem Spannungskopfschmerz zeigen, setzen sich bei diesen Patienten anscheinend eher im Beckenboden-Bauch-Raum fest. Häufig finden sich hier Triggerpunkte, die z. B. von spezialisierten Physio- oder Schmerztherapeuten gut zu behandeln sind, aber genauso häufig leiden diese Patienten auch unter immer wiederkehrenden Harnwegs- und Scheideninfektionen. Was können Sie zusätzlich selbst tun? Beobachten Sie, wie Sie stehen, und verändern Sie Ihren Stand (siehe Seite 61). Dehnen Sie Ihre Muskeln (Seite 84 ff.) und widmen Sie sich dem Kapitel „Beckenbodenwellness", damit sich die Durchblutung Ihres Beckenraumes wieder verbessert.

Bücher zum Weiterlesen

Für alle Interessierten

1. Angier, Natalie: **Eine intime Geographie des weiblichen Körpers**. Goldmann Verlag, München 2002

2. Franklin, Eric: **Beckenboden Power**. Kösel Verlag, München 2002

3. Li, Christine, Ulja Krautwald: **Alte chinesische Geheimnisse weiblicher Macht: Der Weg der Kaiserin**. Knaur Verlag, München 2005

4. Rodrigues, Dinah: **Hormonyoga**. Schirner Verlag, Darmstadt 2005

5. Widmer, Regine; Jahn, Ruth: **Wechseljahre natürlich begleitet: Sorgenfrei trotz Wallungen und Co.**, Beobachter Verlag, 2011

Nicht nur schöne Bilder

6. Netter, Frank: **Atlas der Anatomie des Menschen**. Thieme Verlag, Stuttgart 2011

7. Schünke, Michael; Schulte, Erik u. Schumacher, Udo: **Prometheus Lernatlas der Anatomie: Allgemeine Anatomie und Bewegungssystem**. Thieme Verlag, Stuttgart 2011

8. Schünke, Michael; Schulte, Erik u. Schumacher, Udo: **Prometheus Lernatlas der Anatomie: Hals und innere Organe**. Thieme Verlag, Stuttgart 2009

Für Kolleginnen, Hebammen und Ärzte

9. Heller, Angela: **Nach der Geburt. Wochenbett und Rückbildung**. Thieme Verlag, Stuttgart 2003

10. Henscher, Ulla; Hüter-Becker, Antje: **Physiotherapie in der Gynäkologie**. Thieme Verlag, Stuttgart 2007

11. Tanzberger, Renate: **Der Beckenboden-Funktion, Anpassung und Therapie**. Urban & Fischer Verlag, München 2004

12. Vesprille-Fischer, E. S.: **Inkontinenz und Beckenbodendysfunktion**. Ullstein Mosby, Wiesbaden 2002

Studien

- **Verkürzung der Geburt durch einen trainierten Beckenboden:** Salvesen KA, Mørkved S. Randomised controlled trial of pelvic floor training during pregnancy, BMJ 2004; 329: 378–380 (14. August), published 14 July 2004

- **Weniger Inkontinenz in der Schwangerschaft und nach der Geburt durch Beckenbodentraining in der Schwangerschaft:** Mørkved S, Bø K, Schei B, Salvesen KA: Pelvic floor muscle training during pregnancy to prevent urinary incontinence: a single-blind randomized controlled trial. Obstet Gynecol. 2003 Feb; 101: 313–319

- **Beckenbodentraining in der Schwangerschaft vermindert Kreuzschmerzen:** Does group training during pregnancy prevent lumbopelvic pain? A randomized clinical trial. Mørkved S, Salvesen KA, Schei B, Lydersen S, Bø K, Clinical Service and National Center for Fetal Medicine, Trondheim University Hospital, Norway; Acta obstetricia et gynecologica Scandinavica, 2007; Band 86, Heft 3

- **Nonnenstudie:** Prevalence of urinary incontinence and associated risk factors in a cohourt on nuns, Buchsbaum GM, Chin M, Clantz C, Guzick D. Obstet Gynecol. 2002 Aug; 100: 226–229

- **Epincont-Studie:** Jede 5. Frau über 20 ist von Harninkontinenz betroffen. Epidemiology of incontinence in the county of nord-trondelag, J Clin Epidemiol 2000 Nov; 53: 1150–1157

- **Jede 5. Frau in Deutschland über 25 ist von Harninkontinenz betroffen, egal ob sie geboren hat, nur die Hälfte davon hat mit einem Arzt darüber gesprochen:** Versorgungsstudie: Harninkontinenz bei Frauen aus dem Jahr 2004 der WHC

- **Beckenbodentraining effektvoll in der Schwangerschaft und danach:** Pelvic floor muscle training for prevention and treatment of urinary and faecal incontinence in antenatal and postnatal women. Hay-Smith J, Mørkved S, Fairbrother KA, Hebison GP, Cochrane Database Syst Rev. 2008 Oct 8; CD007471

- **Kraftgewinn durch mentales Training:** Kraftgewinne durch Vorstellung maximaler Muskelkontraktionen, Reiser M (a), Universität Gießen, Zeitschrift für Sportpsychologie, Januar 2005; Band 12, Heft 1, Hogreve Verlag

- **Tiefenmuskulatur springt vor den anderen Muskeln an:** Hodges et al. 1996, Spine 21: 2640–2650, Hides, C. Richardson et al. 1996; Spine 21: 2763–2769

- **Tiefenmuskulatur arbeitet mit dem Beckenboden zusammen:** Sapsford/Hodges 2001; Neurourol Urodyn 20: 31–42

- **Beckenbodentraining verbessert auch Senkungsbeschwerden:** Brækken IH, Majida M, Ellstrøm Eng M, Bø K. Can pelvic floor muscle training reverse pelvic organ prolapse and reduce prolapse symptoms? An assessor-blinded, randomized, controlled trial. American Journal of Obstetrics and Gynecology 2010; 203: 170.e1–e7

- **In Deutschland ist ein umfassender Beckenbodenfragebogen entstanden, der eine Beurteilung von Beckenbodenbeschwerden vor und nach einer Beckenbodenrehabilitation möglich macht:** Validation of a pelvic floor questionnaire with improvement and satisfaction scales to assess symptom severity, bothersomeness and quality of life before and after pelvic floor therapy, Baeßler K. Junginger B. Aktuel Urol 2011; 42: 316–322

Interessante Links zum Thema

www.isg-info.de

Eine wunderbare Ratgeberseite rund um das Thema Gesundheit und Sexualität. Hier findet man alles, besonders erwähnenswert ist das ausführliche Literaturverzeichnis.

www.kontinenz-gesellschaft.de

Informationen über das Tabuthema Inkontinenz

www.ag-ggup.de

Die Seite der Arbeitsgemeinschaft Gynäkologie/Geburtsvorbereitung/Urologie/Proktologie des Zentralverbandes der deutschen Physiotherapeuten. Dort findet man z.B. über die Eingabe der Postleitzahl eine Physiotherapeutin in der Nähe.

www.vagitherm.com

die „Wärmflasche von innen"

www.richtigfit.de

Hier können Sie Ihre Fitness testen und bekommen viele Informationen zu Sportarten, Dehn- und Gymnastikübungen und Trainingspläne (Deutscher olympischer Sportbund).

TIPP

Geben Sie bei Google „Beckenbodenzentrum" und Ihre oder die nächstgrößere Stadt ein. Also z.B. Beckenbodenzentrum München.

SERVICE

Liebe Leserin, lieber Leser,

hat Ihnen dieses Buch weitergeholfen? Für Anregungen, Kritik, aber auch für Lob sind wir offen. So können wir in Zukunft noch besser auf Ihre Wünsche eingehen. Schreiben Sie uns, denn Ihre Meinung zählt!

Ihr TRIAS Verlag
E-Mail Leserservice: heike.schmid@medizinverlage.de
Lektorat TRIAS Verlag, Postfach 30 05 04, 70445 Stuttgart,
Fax: 0711 89 31-748

Register

IMPRESSUM

**Bibliografische Information
der Deutschen Nationalbibliothek**
Die Deutsche Nationalbibliothek verzeichnet
diese Publikation in der Deutschen National-
bibliografie; detaillierte bibliografische Daten
sind im Internet
über http://dnb.d-nb.de abrufbar.

Programmplanung: Sibylle Duelli

Redaktion: Dr. Sabine Klonk
Bildredaktion: Christoph Frick, Sibylle Duelli

Umschlaggestaltung und Layout: CYCLUS
Visuelle Kommunikation, Stuttgart

Bildnachweis:
Umschlagfoto, Fotos im Innenteil: Lothar
Bertrams, Stuttgart
Der Übungsball wurde vom Sanitätshaus Glotz
zur Verfügung gestellt. www.glotz.de

Zeichnungen: Caroline Ronnefeldt, Hamburg

Die abgebildeten Personen haben in keiner
Weise etwas mit der Krankheit zu tun.

2. überarbeitete Auflage 2013 TRIAS Verlag

© 2008, 2013 TRIAS Verlag in MVS Medizin-
verlage Stuttgart GmbH & Co. KG
Oswald-Hesse-Straße 50, 70469 Stuttgart

Printed in Germany

Repro und Satz: Cyclus · Media Produktion,
Stuttgart
gesetzt in (Satzsystem): Adobe InDesign CS6
Druck: AZ Druck und Datentechnik GmbH,
Kempten

Gedruckt auf chlorfrei gebleichtem Papier

ISBN 978-3-8304-6577-5   1 2 3 4 5 6

Auch erhältlich als E-Book:
eISBN (PDF) 978-3-8304-6578-2
eISBN (ePub) 978-3-8304-6579-9

Die Sonne

Ausgangsposition: Rückenlage

Ausführung:

Stellen Sie sich vor, dass in der Mitte Ihres Bauches eine Sonne ist.

- Diese Sonne schickt ihre Strahlen beim nächsten Einatmen in alle Richtungen.
- Der Bauchraum wird hell und warm.
- Beim Ausatmen ziehen sich die Strahlen wieder zurück, und es wird dunkel.

Fühlen Sie mit Ihren Gedanken nach, wie Ihr Körper der Sonnenkraft nachgibt:

- Die Bauchdecke dehnt sich weit aus.
- Die Taille wird weiter.
- Die Rippen heben sich.
- Der Rücken bewegt sich zur Unterlage.
- Der Beckenboden gibt Platz.

Fühlen Sie die aufkommende Wärme, die auch bleibt, wenn die Strahlen verschwinden.

Dauer: 2 Minuten oder länger

Alltagstipp: morgens beim Aufwachen oder während des Mittagsschlafs Ihres Kindes

Der Saugnapf

Ausgangsposition: aufrechter Sitz

Ausführung:

Stellen Sie sich einen Saugnapf vor, auf dem Sie mittig sitzen.

- Er ist so beschaffen, dass er den Platz zwischen Ihren vier Knochen ausfüllt und nun Ihren Beckenboden ersetzt.
- Er saugt sich an der Sitzfläche fest und versucht, langsam die Sitzfläche hochzuheben.
- Zählen Sie beim Hochsaugen bis 3, dann senkt sich der Saugnapf wieder ab, dabei versuchen Sie bis 6 zu zählen.

Wundern Sie sich nicht, wie schwer das geht: Die Muskulatur vollbringt dabei eine Höchstleistung!

Dauer: 6 Mal probieren.

Wiederholen Sie am nächsten und übernächsten Tag die Übung und steigern Sie jeweils die Anzahl.

Alltagstipp: abends vor dem Fernseher oder nach dem Essen noch gemütlich etwas sitzen bleiben.

Gras pflücken

Ausgangsposition: aufrechter Sitz/Stehen

Ausführung:

Stellen Sie sich vor, dass vor Ihnen eine wunderschöne Wiese liegt. Es ist Frühsommer, und das Gras ist noch herrlich frisch und grün.

Sie beginnen, sehr zarte Grashalme mit dem Beckenboden herauszuzupfen:

- Nehmen Sie sich zunächst die Muskulatur der Scheide vor.
- Aktivieren Sie anschließend die Schnürmuskulatur der Harnröhre.
- Und spannen Sie abschließend den Schnürmuskel des Afters an.

Stellen Sie sich vor, Sie könnten diese Muskeln isoliert bewegen. Das geht zwar so nicht, aber versuchen Sie, etwas zu differenzieren. Achten Sie darauf, dass der Po dabei entspannt bleibt!

Dauer: jeweils 3×8 Sätze

Alltagstipp: in der Pause bei der Arbeit, im Wartezimmer beim Arzt oder auf der Parkbank beim Spielplatz

Den Händen hinterher

Ausgangsposition: Stehen

Ausführung:

- Die Knie sind locker gebeugt.
- Lassen Sie Ihre Hände locker an den Oberschenkeln entlang nach unten sinken.
- Stellen Sie sich vor, Ihre Hände wären bleischwer.
- Es folgen die Arme, die Schultern, der Kopf, die Hals-Brust- und Lendenwirbelsäule.
- Lösen Sie Ihre Hände und lassen sie entweder in Richtung oder ganz zum Boden sinken.
- Genießen Sie diese Dehnung über einige Atemzüge und kommen Sie ganz langsam wieder hoch.

Dauer: einige Atemzüge lang

Alltagstipp: immer wenn Sie etwas aufheben wollen oder zwischendurch bei der Gartenarbeit.

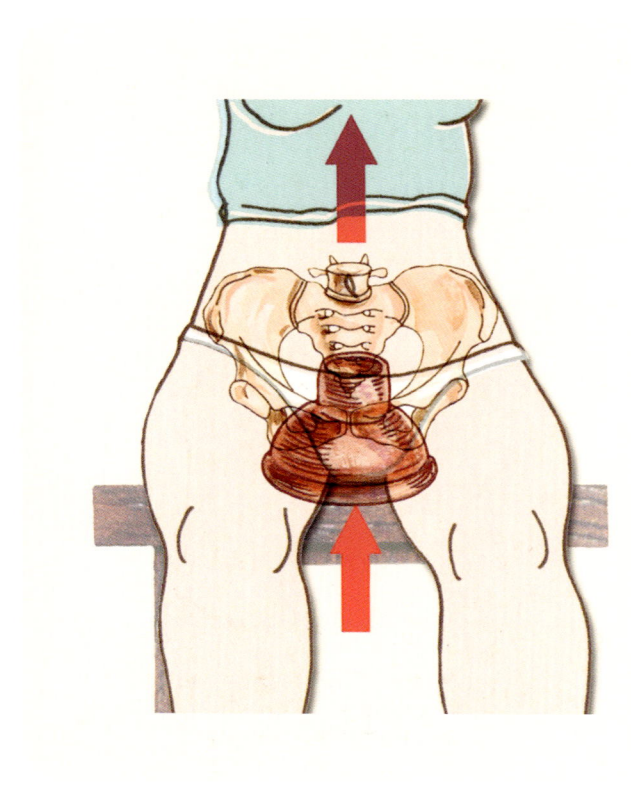

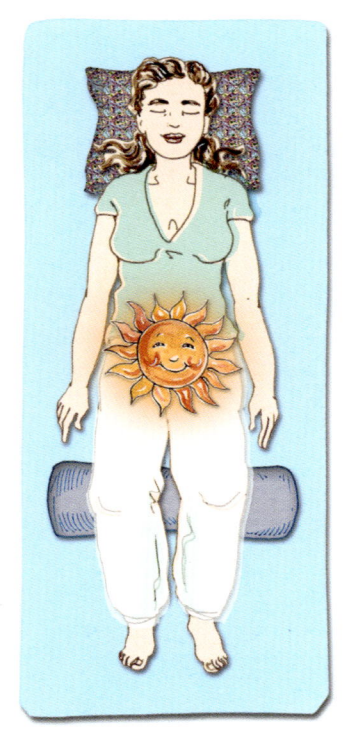

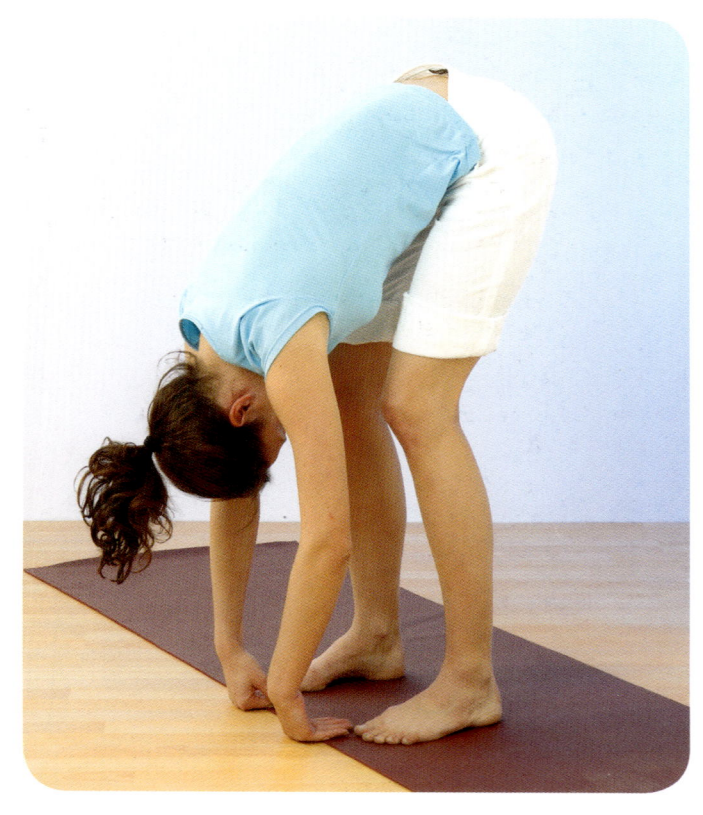

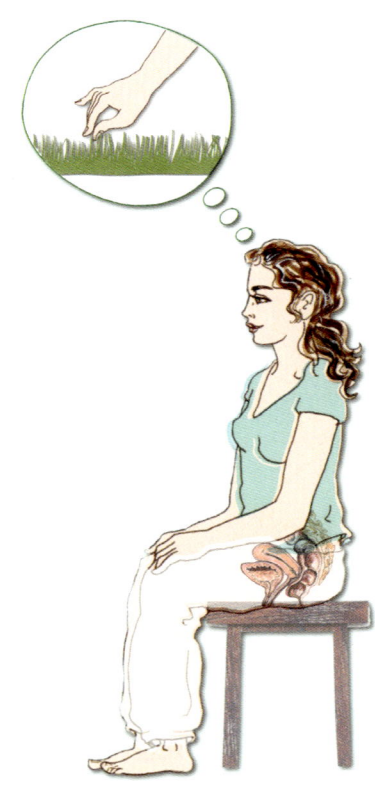

Wangen auflockern

Ausgangsposition: beliebig

Ausführung:

a. Legen Sie Daumen und Zeigefinger unterhalb der Wangenknochen auf die Kiefergelenke, und massieren Sie das Gewebe bis zu den Mundwinkeln kräftig durch. Anschließend streichen Sie die Wangenpartie 10 Mal von oben nach unten sanft aus.
b. Streichen Sie mit der Zunge kräftig über die Zähne von:
   ■ oben außen nach unten außen
   ■ oben innen nach unten innen

Drücken Sie kräftig an den oberen Gaumen, dann lösen Sie die Spannung und fühlen nach.

Dauer: etwa 1 Minute

Tipp: Trinken Sie mit einem Strohhalm, saugen Sie an Ihrem Daumen und lächeln Sie häufig! Dies alles aktiviert Ihren Beckenboden.

Alltagstipp: bei der Arbeit am PC, beim Baden oder auf einer einsamen Parkbank

Scheinwerfer

Ausgangsposition: aufrechter Sitz

Ausführung:

Ersetzen Sie in Ihrer Fantasie Ihre Sitzknochen durch zwei Taschenlampen, aus denen nach unten hin sehr helles, gebündeltes Licht strahlt.

Stellen Sie sich vor, wie Sie langsam zur Decke gehoben werden und dabei immer länger werden.

Dann beginnen Sie sehr langsam und vorsichtig, mit Ihrer Beckenbodenmuskulatur die Richtung des Lichts zu verändern. Dabei findet bei Ihnen keine von außen sichtbare Bewegung statt.

Versuchen Sie, von innen die Lichter zu lenken:
■ beide nach vorne zwischen die Knie
■ beide nach links/ rechts
■ beide überkreuzen sich unten
■ beide nach hinten
■ beide nach hinten oben (ist am schwierigsten)

Dauer: circa 1 Minute

Alltagstipp: ideal bei Elternabenden, bei Geschäfts-Meetings oder in öffentlichen Verkehrsmitteln

Lieblingsmusik

Ausgangsposition: Stehen

Ausführung:

Legen Sie sich schöne Musik auf und beginnen Sie, mit Ihrem Becken zu tanzen. Stellen Sie sich eine Bauchtänzerin vor. Wie isoliert kann sie ihr Becken bewegen! Probieren Sie es auch:

■ Die Muskulatur Ihres Beckens wird dabei wunderbar durchblutet.
■ Ihr Oberkörper und Ihre Beine gucken dabei scheinbar unbeteiligt nach vorne.
■ Dann spielen Sie dasselbe Lied noch einmal und tanzen nur mit Ihrem Beckenboden.
■ Versuchen Sie, eine gewisse Zeit beim Tanzen durchzuhalten.
■ Mal schnell, mal langsam.

Dauer: 5–6 Minuten oder auch länger

Alltagstipp: beim Kochen, Putzen oder natürlich beim Tanzen in der Disco

Leistendehnung

Ausgangsposition: Stehen

Ausführung:

■ Halten Sie sich an einem Stuhlrücken fest.
■ Das linke Bein macht einen Ausfallschritt nach hinten, das rechte Bein beugt sich dabei, bis das Knie genau über dem Fuß ist.
■ Schieben Sie nun die linke Hüfte nach vorne und gleichzeitig die linke Ferse in den Boden, bis Sie eine Dehnung in der linken Hüftbeuge und in der linken Wade spüren.
■ Achten Sie darauf, dass beide Beckenhälften nach vorne zeigen.

Dauer: Über einige Atemzüge halten, dann die Seiten wechseln. Bei Bedarf wiederholen.

Alltagstipp: beim Gemüse schneiden, Zähneputzen oder Telefonieren

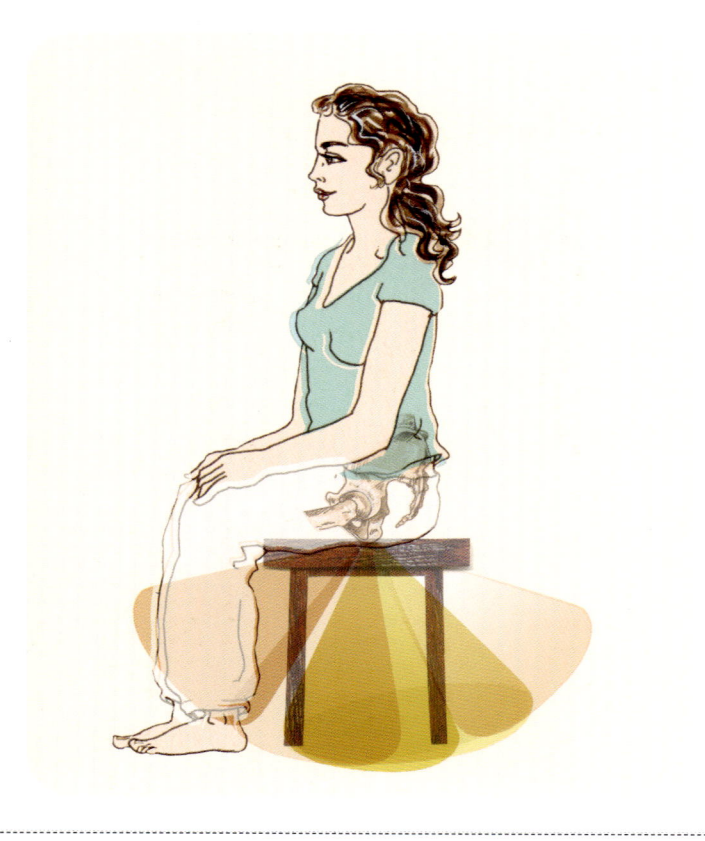

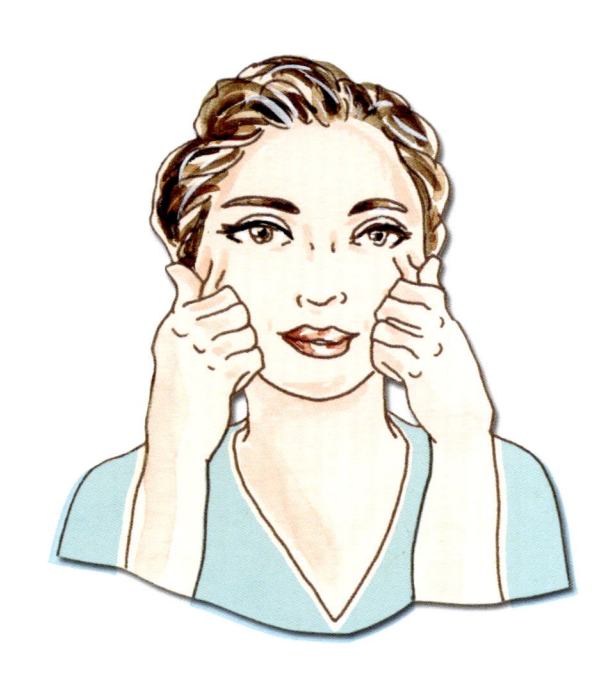

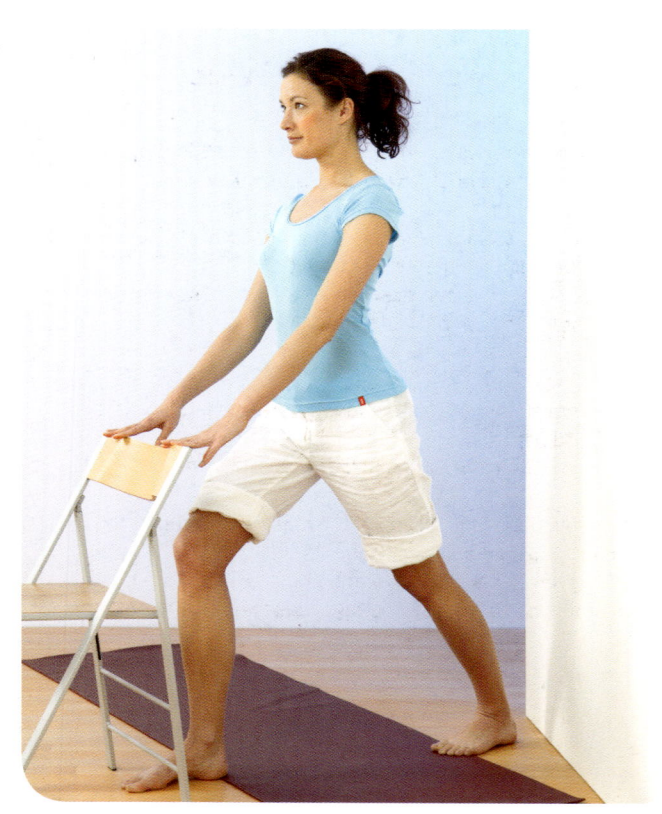

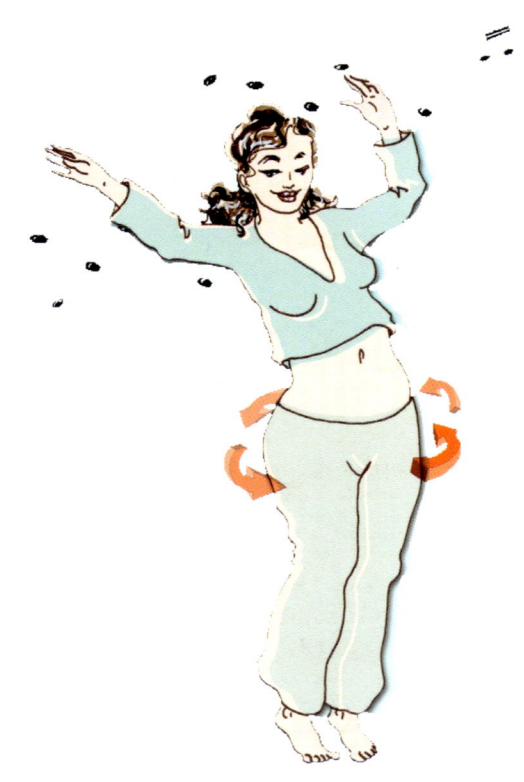

Laserpunkt

Ausgangsposition: beliebig

Ausführung:

Spannen Sie gedanklich zwei Gummibänder in Ihrem Beckenboden auf (von vorne nach hinten und von der einen zur anderen Seite).

Dort, wo sich beide Punkte treffen, ist genau der Punkt, mit dem Sie üben. Stellen Sie ihn sich als Punkt eines Laserpointer vor.

- Heben Sie ihn gerade hoch.
- Führen Sie ihn langsam herunter.
- Wenn Sie mögen, kombinieren Sie die Bewegung mit dem Atmen: Beim Ausatmen heben Sie den Punkt in sich hoch, beim Einatmen lassen Sie ihn herunter.
- Variieren Sie das Tempo: langsam hoch, schnell runter. Schnell hoch, langsam runter.
- Heben Sie den Punkt nach rechts und links.
- Kreisen Sie mit dem Punkt.

Dauer: mindestens 1–2 Minuten

Alltagstipp: beim Wäsche zusammenlegen oder wenn Sie warten irgendwo müssen.

Ich halte meine Organe (Pflichtübung!)

Ausgangsposition: Stehen

Ausführung:

Stellen Sie sich vor, Sie bekommen von allen Seiten helfende Hände, die Sie beim Stehen unterstützen.

- Von unten heben die Hände den Beckenboden an.
- Von vorne heben sie die Bauchorgane nach oben/ innen.
- Von den Seiten und von hinten geben die Hände den Organen Halt.
- Versuchen Sie, die Bewegung mitzumachen!

Steigerung: Halten Sie wieder Ihre Organe, und versuchen Sie dann vorsichtig, einen Fuß etwas anzuheben.

Dauer: Über drei Atemzüge halten die visualisierten Hände Ihre Organe.

Alltagstipp: in der Warteschlange im Supermarkt, an der Ampel oder beim Bügeln.

Explosives Sprechen

Ausgangsposition: Stehen oder Sitz

Ausführung:

Der Beckenboden als ausatemunterstützende Muskulatur reagiert reflektorisch.

- Sprechen Sie ein knalliges und kräftiges K und spüren Sie, was mit Ihrem Beckenboden passiert.
- Konzentrieren Sie sich dabei besonders auf die verschließenden Muskelfasern: Harnröhre, Scheide und After.
- Unterstützen Sie das Schließen aktiv, indem Sie beim Zuschnüren mithelfen.

Wiederholen Sie die Übung, indem Sie nacheinander die folgenden Konsonanten laut und kräftig aussprechen.
- P, T, K

Dauer: jeweils 5× vorne, 5× in der Mitte und 5× hinten

Alltagstipp: im Auto an der Ampel oder zuhause auf dem Sofa

Kontrollhand: Ihr Tages-Basic

Ausgangsposition: Vierfüßlerstand
- Die Hände stehen unter den Schultern, die Ellenbogen sind nicht durchgedrückt, die Finger sind nach vorne gerichtet.
- Die Knie sind unter den Hüften, die Wirbelsäule ist lang, der Kopf ist ihre Verlängerung.
- Der Blick ist zwischen die Hände gerichtet. Sitzknochen und Scheitel ziehen in die Länge.

Ausführung:
- Heben Sie eine Hand ab, und legen Sie sie auf Ihren Unterbauch.
- Dann legen Sie Ihren Bauch in diese Kontrollhand hinein.
- Nehmen Sie beim nächsten Ausatmen den Unterbauch langsam aus Ihrer Hand heraus – bis die Bewegung am Bauchnabel ankommt.
- Rücken und Oberbauch bewegen sich nicht!

Dauer: 10× für etwa 10 Sekunden

Alltagstipp: zuhause, wenn Ihr Kind schläft, oder Sie ein paar Minuten für sich haben.

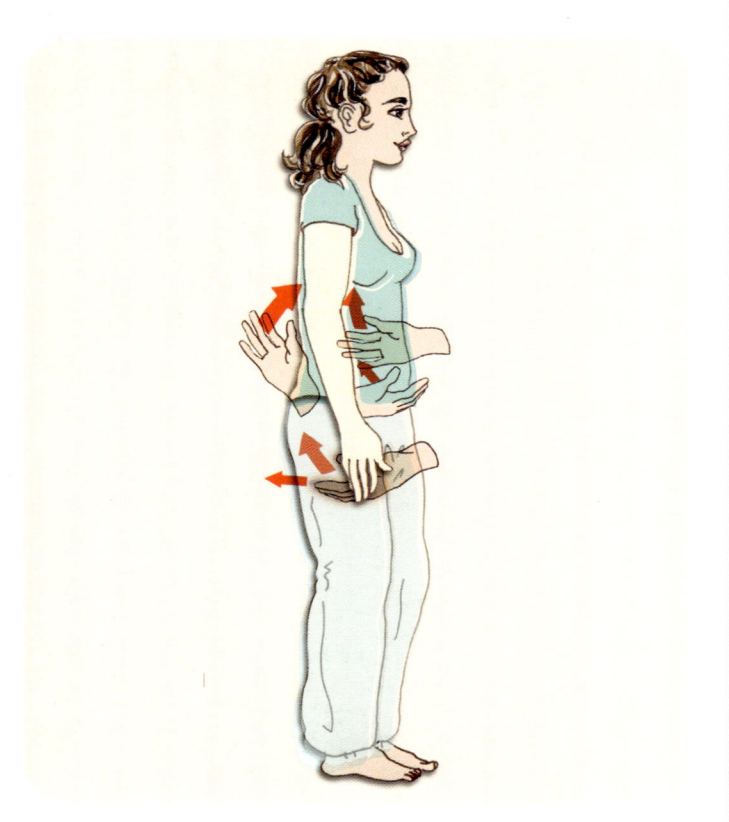

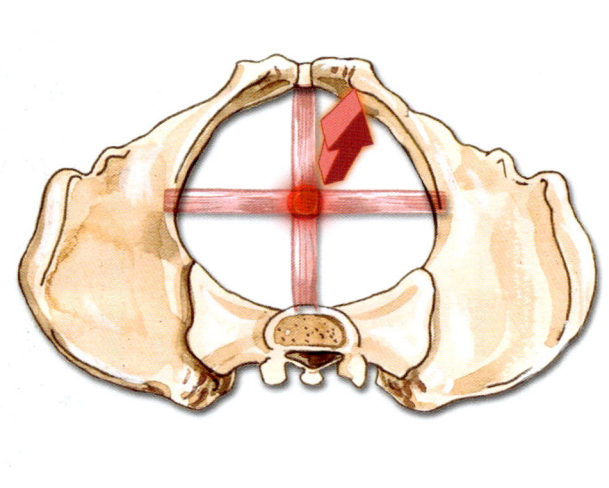

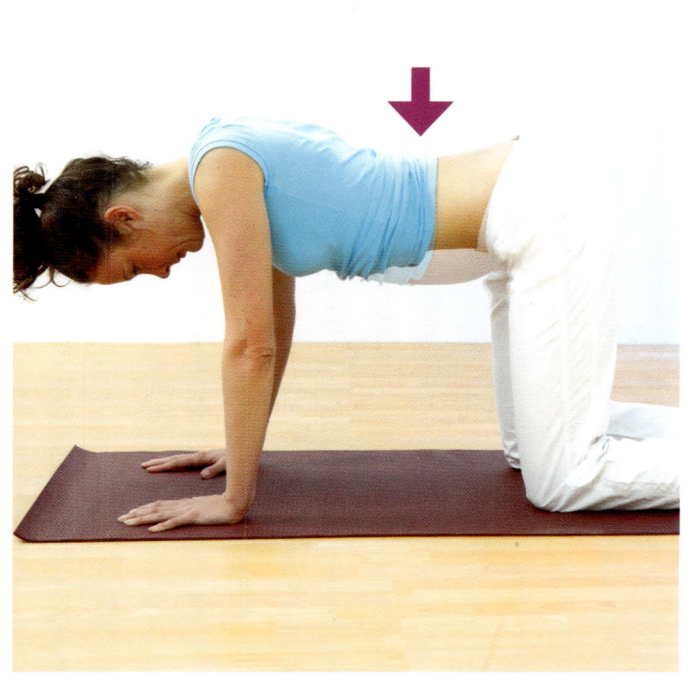

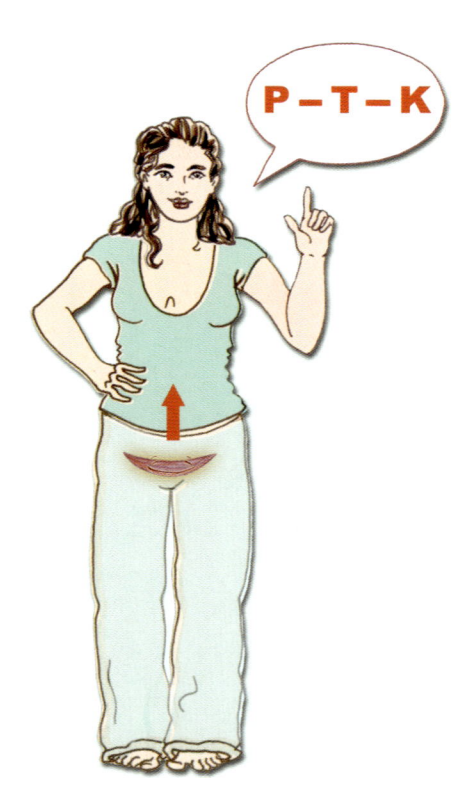